老年常见病防治简明手册

名誉主编

钟海忠　吴　伟

主　编

拓西平　周　全

上海科学技术出版社

图书在版编目（CIP）数据

老年常见病防治简明手册 / 拓西平，周全主编. --
上海 ：上海科学技术出版社，2020.7
　ISBN 978-7-5478-4876-0

　Ⅰ. ①老… Ⅱ. ①拓… ②周… Ⅲ. ①老年病－常见
病－防治－手册 Ⅳ. ①R592-62

　中国版本图书馆CIP数据核字(2020)第074970号

老年常见病防治简明手册
主编　拓西平　周　全

上海世纪出版(集团)有限公司
上海 科 学 技 术 出 版 社　出版、发行
(上海钦州南路 71 号　邮政编码 200235　www. sstp. cn)

上海锦佳印刷有限公司印刷

开本 889×1194　1/32　印张 3.5
字数：80 千字
2020 年 7 月第 1 版　2020 年 7 月第 1 次印刷
ISBN 978－7－5478－4876－0/R・2060
定价：20.00 元

内容提要

  本书可作为一本简明的老年常见病防治手册,帮助老年朋友轻松了解老年人常见的八大健康困扰——血压问题、心脏问题、血糖问题、呼吸问题、胃肠问题、神经问题、骨骼健康、护理难题。本书文字通俗易懂,有较强的针对性、实用性、可操作性,而且方便查阅。老年读者和家属在日常生活中如果遇到健康问题,便可轻松从本书中找到答案,对于呵护老年人的健康以及防病、治病等都有实用价值。本书既是老年人的"家庭保健医师",也可作为从事老年医学相关医务工作者的参考用书。

编委会

前　言

　　我国是世界上老龄人口最多的国家,也是老龄化速度最快的国家之一。当人们步入老年后,各类慢性病的发病率大幅增加,如常见的心脑血管疾病、肿瘤、慢性阻塞性肺疾病、糖尿病,以及与年龄相关的阿尔茨海默病、帕金森病、骨质疏松症等退行性病变。这些疾病的高患病率、多病共存以及严重的后遗症等,是老年人丧失生活自理能力的主要原因。不仅严重降低老年人生活质量,还给家庭和社会带来沉重的负担。

　　预防是最经济、有效的健康策略。相关研究表明,加强慢性病的预防,能有效降低慢性病的发病率,改善慢性病的预后。其中重要的举措,就是帮助老年人群及其家属和看护人员提高对慢性病的认知、树立健康生活理念、践行健康生活方式。

　　海军军医大学老年慢性病管理中心为了帮助老年人提高老年常见慢性病防治意识,增强各级医护人员对老年疾病防控的认识和实践能力,打造高素质专业化老年慢性病管理队伍,满足老年患者及医护需求,切实提高老年人的生命健康质量,组织相关专家撰写了《老年常见病防治简明手册》一书。本书从老年常见疾病入手,总结了老年人最关心的八大健康困扰,是老年人居家医疗、护理服务用书。本书以简明扼要、通俗易懂、内容生动的形式让老年人及其身边的人更好地掌握相关老年疾病的防治知识,提高老年人自我保健能力，减轻家庭照护负担，全面提高老年人的健康水平，帮助老年朋友幸福、健康地安度晚年。

习近平总书记在党的十九大报告中提出："积极应对人口老龄化，构建养老、孝老、敬老政策体系和社会环境。"老年人不是社会的负担，而是社会的资源。我们要积极应对老龄化，让老年人通过互助养老贡献社会、实现自我价值。加快推动从以治病为重心转变为以预防为重心，动员全社会落实"预防为主"的方针，实施健康中国行动，提高全民健康水平。

目　录

一、血压问题   1

高血压   3

  1. 如何判断自己患了高血压   3

  2. 如何正确自我测量血压   4

  3. 老年人血压控制目标是什么   5

  4. 老年人高血压有哪些特点   5

  5. 患了高血压如何正确接受治疗   7

二、心脏问题   11

冠心病   13

  1. 什么是冠心病   13

  2. 哪些危险因素会导致和加重冠心病   14

  3. 老年人冠心病有什么特点   14

  4. 冠心病患者如何正确锻炼身体   15

心绞痛   18

  1. 什么是心绞痛   18

  2. 心绞痛有什么症状   18

  3. 哪些药物可以治疗心绞痛   19

急性心肌梗死 22

1. 为何会发生急性心梗 22

2. 急性心梗有哪些症状 22

3. 发生心梗怎么办 23

4. 心梗后如何进行心脏康复 23

心律失常 26

1. 老年人心律失常有哪些特点 26

2. 老年人心律失常需做哪些检查 26

3. 老年人快速性心律失常的治疗 27

4. 老年人缓慢性心律失常的治疗方法有哪些 28

5. 什么情况下需要植入永久人工心脏起搏器 28

6. 起搏器植入后需要注意什么 29

7. 心律失常者如何自我监测 29

8. 心律失常发作时的急救措施有哪些 29

慢性心功能不全 31

1. 什么是慢性心功能不全 31

2. 慢性心功能不全患者应该如何调整情绪 31

3. 防治慢性心功能不全的饮食建议是什么 32

4. 慢性心功能不全患者如何正确活动和休息 32

5. 慢性心功能不全患者需要知道哪些用药知识 33

6. 应如何正确观测病情 34

三、血糖问题 37

糖尿病 39

1. 老年糖尿病有什么特点 39

2. 如何确定自己患了糖尿病 40

3. 患了糖尿病如何饮食 40

4. 患了糖尿病如何科学运动 41

5. 治疗糖尿病的药物有哪些 41

低血糖 44

1. 什么是低血糖症 44

2. 为什么会发生低血糖症 44

3. 低血糖的表现有哪些 44

4. 低血糖发作时该如何处理 45

四、呼吸问题 47

慢性阻塞性肺疾病 49

1. 什么是慢性阻塞性肺疾病(COPD) 49

2. COPD 患者在出现不良情绪时怎么办 49

3. COPD 患者如何吃得更健康 50

4. COPD 患者的日常活动需要注意什么 50

5. COPD 患者用药期间需要注意什么 51

6. 长期家庭氧疗需要注意什么 51

7. 有哪些康复治疗措施 52

支气管哮喘 53

1. 什么是支气管哮喘 53

2. 支气管哮喘发作时如何正确调整心态 53

3. 支气管哮喘患者如何吃才能更健康 53

4. 支气管哮喘患者日常活动需要注意什么 54

5. 支气管哮喘患者如何正确用药 55

肺结核病 57

1. 什么是肺结核病 57

2. 肺结核病患者应如何进行心理调整　　　　57

3. 肺结核病患者如何吃才能更健康　　　　57

4. 肺结核病患者的日常生活需要注意什么　　58

5. 肺结核病患者用药时需要注意什么　　　58

五、胃肠问题　　　61

慢性胃炎　　　63

1. 什么是慢性胃炎　　　63

2. 为什么老年人慢性胃炎多发　　　63

3. 如何应对病理结果中的化生与瘤变　　　64

4. 什么情况下需要药物治疗　　　64

慢性便秘　　　66

1. 什么是慢性便秘　　　66

2. 慢性便秘患者如何进行自我心理疏导　　　66

3. 怎么吃可以缓解慢性便秘　　　66

4. 哪些药物可以治疗慢性便秘　　　67

六、神经问题　　　69

认知功能障碍　　　71

1. 什么是认知功能障碍　　　71

2. 老年认知功能障碍的早期表现有哪些　　　71

3. 记忆力差就是认知功能障碍或阿尔茨海默病吗　　　72

4. 发现自己可能有认知功能障碍应该怎么办　　　73

5. 认知功能障碍的治疗方法有哪些　　　73

短暂性脑缺血发作　　　76

1. 短暂性脑缺血发作的原因是什么　　　76

2. 短暂性脑缺血发作时会有哪些表现 76

3. 短暂性脑缺血发作结束或好转后是否需要就诊 77

4. 短暂性脑缺血发作的危险因素有哪些 77

5. 短暂性脑缺血发作的治疗药物有哪些 77

七、骨骼健康 79

骨质疏松 81

1. 哪些人更容易患骨质疏松症 81

2. 骨质疏松症常见表现有哪些 81

3. 老年人如何防治骨质疏松 82

八、护理难题 85

压疮护理 87

1. 压疮是什么 87

2. 压疮好发的部位有哪些 87

3. 压疮是如何分期的 88

4. 卧床老年人的皮肤护理有哪些注意事项 89

老年鼻饲护理 92

1. 为什么需要家庭肠内营养 92

2. 鼻饲护理的注意事项有哪些 92

3. 如何选择合适的鼻饲饮食 93

4. 制作匀浆膳食需要注意什么 94

5. 如何挑选营养制剂 94

一、血压问题

高血压

1. 如何判断自己患了高血压

　　根据《中国高血压防治指南（2018 年修订版）》，高血压定义为：在未使用降压药物的情况下，非同日 3 次测量诊室血压，收缩压≥140 毫米汞柱和/或舒张压≥90 毫米汞柱。收缩压≥140 毫米汞柱和舒张压＜90 毫米汞柱为单纯收缩期高血压。若患者既往有高血压史，目前正在使用降压药物，血压虽然低于 140/90 毫米汞柱，仍应诊断为高血压。根据血压升高水平，又进一步将高血压分为 1 级、2 级和 3 级。新的高血压轻重分级见下表。

● 老年人高血压分级

血压类别	收缩压（毫米汞柱）	舒张压（毫米汞柱）
正常血压	＜120	＜80
正常高值	130～139	85～89
轻度高血压（1 级）	140～159	90～99
中度高血压（2 级）	160～179	100～109
重度高血压（3 级）	≥180	≥110
单纯收缩期高血压	≥140	＜90
低血压	＜90	＜60

2. 如何正确自我测量血压

老年人在家自我检测血压时,推荐使用经过国际标准方案认证合格的水银柱血压计及上臂式家用自动电子血压计,不推荐腕式血压计和手指血压计。测量血压前应休息 5~10 分钟左右,避免受饱餐、运动、情绪的影响;测量血压时袖带下缘应距肘窝 2~3 厘米,松紧以可放入一指为宜,袖带与心脏位置同高。

听诊器应放置在肱动脉搏动处,此时可通过听诊器闻及肱动脉搏动音;加压至肱动脉搏动声音消失,缓慢放气,直至听到第一声搏动声,此时为收缩压,即高压;继续放气,至声音变弱或消失时为舒张压,即低压。

测量双侧上臂血压,取血压读数较高一侧的数值,并以此侧上臂作为测量上臂。高血压的诊断不能通过一次测量就下定论,而是要连续或者 3 次以上非同一日的坐位收缩压≥140 毫米汞柱和/或舒张压≥90 毫米汞柱,才可进行诊断。

测量血压有三种常用方式:①到医院诊疗室进行检测,称为诊室血压,部分患者在医院测血压会紧张,进而引起血压测量偏高,称为白大衣效应;②在家进行自我测量,通常在固定时间进行血压监测,便于长期观察;③进行 24 小时动态血压监测来观察血压的节律变化。不同测量方法的血压正常值如下:诊室血压<140/90 毫米汞柱,家庭自测血压<135/85 毫米汞柱,24 小时平均动态血压<130/80 毫米汞柱,24 小时动态血压清醒时平均血压<135/85 毫米汞柱。

3. 老年人血压控制目标是什么

随着年龄的增长,老年人血管弹性减低,动脉粥样硬化,血压的控制也不能按照青、中年人的标准进行,那么老年人血压该控制在多少呢?

《中国高血压防治指南(2018年修订版)》指出,一般高血压患者的血压应降至140/90毫米汞柱及以下;能耐受者和部分高危及以上的患者可进一步降至130/80毫米汞柱及以下。

对于65～79岁的普通老年人来说,血压≥150/90毫米汞柱时推荐开始使用药物治疗,血压≥140/90毫米汞柱时可考虑药物治疗;80岁及以上老年人,收缩压≥160毫米汞柱时应开始药物治疗。

65～79岁的老年人,首先应将血压降至150/90毫米汞柱及以下,若能耐受,可进一步降至140/90毫米汞柱及以下;80岁及以上的老年人血压应降至150/90毫米汞柱及以下。

老年人常合并脑供血不足,所以血压要逐步降,不能降得太快,也不能降得太低。降压治疗也要因人而异,重视老年人自身的感受。

4. 老年人高血压有哪些特点

单纯收缩压增高更为常见

随着年龄的增长,老年人的收缩压逐渐增高。60岁以后,舒张压则呈现降低趋势。

脉压增大

收缩压和舒张压的差值增大,一般大于40毫米汞柱。

血压波动比较大

老年高血压患者的血压容易随着情绪和季节的变化而变化——情绪激动时血压波动,冬季时血压更高,一天中清晨时高血压常见。

容易发生体位性低血压

随着年龄增长,人体血管弹性逐渐降低,在突然站起或体位改变的时候,更容易出现头晕、黑矇等体位性低血压症状。如果老年人合并有糖尿病、低血容量,在使用一些利尿剂、扩血管药物以及精神类药物时,更容易发生体位性低血压。

常合并餐后低血压

部分老年人在进餐后 2 小时内出现收缩压下降 20 毫米汞柱,伴有头晕、胸闷等症状。所以老年人进食不能过饱。

血压昼夜节律改变

正常人或者轻度高血压患者的血压节律变化是这样的:白昼血压水平较高,夜晚睡眠时血压水平较低,在清晨 5 点左右开始上升,7～9 点出现高峰,然后逐渐平稳,16～18 点再次出现高峰(次高峰),然后缓慢下降,凌晨 0～2 点到低谷并维持至清晨 5点,全天出现"双峰一谷"的长柄勺型曲线。血压的这种节律变化对适应机体活动、保护心脑血管结构和功能起着重要作用。但有些老年人的血压节律会改变,甚至夜间血压更高,容易发生心、脑、肾的靶器官损伤。

诊室高血压

又称为"白大衣高血压",就是患者在进入诊室和见到医生时血压会增高,但在家中时或者动态血压监测时血压又不高。诊室高血压容易导致过度治疗。

继发性高血压多,容易漏诊

老年人并发症较多,部分老年人的高血压是别的原因引起的继发性高血压,但却被当做原发性高血压治疗,所以首诊时需要详细诊断,排除其他脏器疾病引起的继发性高血压。

5. 患了高血压如何正确接受治疗

诊疗注意事项

(1)老年人用药应从小剂量开始,平稳降压,不可急于求成、频繁换药。

(2)明确有无继发疾病,不可盲目服用药物。

(3)一种药物经过观察不能达标时,可以联合用药,逐步达标。

(4)老年人因并发症多,每人情况不同,所以用药需因人而异,个体化治疗。

(5)老年人由于血管弹性比较差,容易发生体位性低血压,所以除了坐位血压,也要经常监测站立位血压。

(6)重视家庭自测血压以及24小时血压监测,观察血压昼夜节律变化。

常用降压药物

(1)钙通道阻滞剂(CCB)。常见药物有硝苯地平、氨氯地平、非洛地平、拉西地平等。适用于治疗各种高血压,降压效果好,特别是伴有糖尿病肾功能不全、心绞痛等并发症患者。

不良反应有：①脚踝水肿。②头痛、颜面潮红。这是因药物扩血管作用引起，随用药时间延长会逐渐减轻。③便秘。这是药物影响肠道平滑肌钙离子转运导致的，可以加用缓泻剂。④心动过速。必要时可和控制心室率的药物合用，但心衰患者慎用，可能会加重心脏抑制作用。

（2）利尿剂。常见药物有氢氯噻嗪、吲达帕胺等。可单独用于轻度高血压，也常与其他药物合用治疗高血压。由于我国很多高血压患者都是盐敏感型高血压，利尿剂能够较好地排泄钠和钾，减少水钠潴留。

不良反应有：①低钾。由于过量使用利尿剂或者饮食不佳，可能会出现低钾，表现为乏力。②代谢异常。长期使用利尿剂容易导致糖耐量降低、血糖异常、高尿酸血症、高脂血症。

（3）血管紧张素转化酶抑制剂/血管紧张素 Ⅱ 受体拮抗剂（ACEI/ARB）。ACEI 的常见药物有卡托普利、依那普利、贝那普利、培哚普利等。这类药物疗效好，能改善糖和脂质代谢，防治心功能不全，减少蛋白尿。但部分患者会出现干咳、肾功能减退等不良反应。

ARB 与 ACEI 类似，常见药物有缬沙坦、氯沙坦、厄贝沙坦等，不易引起干咳，但也要注意监测肾功能的变化。

（4）β 受体阻滞剂。常见药物有美托洛尔、比索洛尔等，是常见降压并控制心率的药物，用于轻、中度高血压，对心输出量偏高或血浆肾素水平偏高的高血压疗效较好，但支气管哮喘患者不宜使用。长期用药时不能突然停药，突然停药会出现心脏过度抑制和反跳现象，需要减量停药。

（5）α 受体阻滞剂。哌唑嗪、甲磺酸多沙唑嗪等药物可用于伴有前列腺增生的老年高血压患者，宜从小剂量开始，睡前服用，根据患者疗效调整。由于容易发生体位性低血压，需要监测立位血压。

饮食要重视

低盐饮食： 由于钠盐会增加水钠潴留，引起血压增高和水肿，所以高血压患者需要清淡、均衡饮食，不仅要注意烹饪时少放盐，也要减少加工食品、调味料、酱油、腊肉等的摄入。

多吃蔬菜和水果： 老年人应该均衡饮食，多摄入蔬菜和水果等高钾食物，每日应至少吃三种以上的蔬菜，多吃新鲜水果、豆类等富含纤维素的食物。

多吃优质蛋白质： 由于老年人消化功能下降，应多食用优质的瘦肉、去皮的禽肉和鱼肉类来增加蛋白质的摄入；少吃脂肪含量较高的五花肉、香肠等食物；深海鱼富含不饱和脂肪酸，有利于脂质代谢，可以适量食用。

含钙食品： 老年人应多食含钙食物，有利于降血压。牛奶可以提供丰富的钙和维生素 D，还能补充优质蛋白质。如果对乳糖不耐受，也可选用舒化奶等去乳糖牛奶，低脂和脱脂牛奶更佳。此外，酸奶也能够帮助补充钙质和益生菌。

油脂的选择： 高血压患者在炒菜时应注意植物油的选择，应选择各类非氢化的植物油，比如橄榄油、花生油、菜籽油、玉米油等不饱和脂肪酸含量高油类，而动物油饱和脂肪酸含量高，应该限制食用。也可摄入部分坚果类食品替代油脂。

主食的选择： 应该提高杂粮、粗粮等谷物食品在主食结构中的比例，粗粮和全谷物食品营养更均衡，富含 B 族维生素和纤维素,有利于控制血糖和体重。

好的心态很重要

容易激动的人应保持平静的心境,避免情绪激动或过度紧张、焦虑,遇事要沉着冷静。当有较大精神压力时应设法释放,如向朋友、亲人倾诉,与他们交谈等,学会用"松弛"的方法使激动的情绪通过注意力转移而缓解。此外,应多参加轻松愉快的业余活动,将精神倾注于书画、音乐、舞蹈中,寄情于鸟语、花卉之中,从而维持稳定的血压。

起居锻炼要适度

在日常生活中,患高血压的老年人应注意劳逸结合,避免过度精神紧张及劳累,保证充足睡眠,保持心情舒畅。在进行锻炼时,应选择合适的运动方式、运动强度、运动时间和运动频度。推荐进行有氧运动,如快走、慢跑、游泳、登楼梯、体操等。无氧运动的方式对降压效果不明显,因此不推荐老年人进行长时间剧烈的无氧运动。运动强度取决于病情,必须个体化,不可一概而论。对于中等强度的运动[运动时最大心率(次/分钟)可达个体最大心率(220-年龄)的 60%~80%的运动],运动时间应控制在 10~30 分钟,若身体状况允许,运动时间可适当延长至 60 分钟,运动频度为每周 3~7 次。

(朱嘉琦)

二、 心脏问题

冠心病

1. 什么是冠心病

　　心脏是为全身泵血的重要器官,分布在心脏表面,给心肌供血、供氧的动脉就被称为冠状动脉。如果这些滋养心脏的血管出现问题,心脏就会缺血出现梗死。冠心病就是冠状动脉粥样硬化导致血管腔狭窄、阻塞,心肌缺血、缺氧或者坏死而引起的心脏病的简称。

　　随着社会经济发展,人们生活水平提高,生活方式改变,人口老龄化和城镇化进程加速,冠心病的患病率也逐年升高。冠心病一直以来都被作为"心脏杀手",是危害人民生命的重要疾病。

　　冠心病根据临床表现不同,可分为以下五类:

　　(1) **隐匿性冠心病**:由于脂质已经在冠状动脉内膜沉积,动脉中层已形成病变,但还没有出现明显症状。

　　(2) **心绞痛型冠心病**:心绞痛是冠心病中最典型也是最常见的一种表现,由于冠状动脉内脂质斑块沉积导致管腔狭窄,每当心脏负荷过大的时候,就会导致心肌暂时缺血、缺氧,出现胸闷、心前区疼痛的症状。

　　(3) **心肌梗死型冠心病**:如果冠脉狭窄到一定程度,斑块突然脱落可能导致冠脉闭塞引起供血区域心肌长时间缺血,导致坏死,称为心肌梗死。

(4)心力衰竭型冠心病: 心肌如果长时间供血不足,会导致心肌萎缩或者纤维化,收缩功能受到影响,心功能下降的心功能不全称心力衰竭。

(5)猝死型冠心病: 某些冠心病会导致心搏骤停引起猝死,可能是发作时就出现严重大面积的心肌缺血,或者心律失常导致患者猝死。

2. 哪些危险因素会导致和加重冠心病

冠心病从发病的危险因素来说,分为主要危险因素和次要危险因素,主要危险因素包括:男性、年龄(男性>55 岁,女性>60岁)、高胆固醇血症、高血压、糖尿病和吸烟;次要危险因素包括:冠心病家族史(<50 岁)、职业(体力劳动少)、饮食(高脂、高盐、高糖)、肥胖(BMI>30)、性格(急躁)、用药(避孕药)。

3. 老年人冠心病有什么特点

老年人是冠心病的高发人群,由于年龄的增长,血管的硬化和脂质沉积更加严重,且由于老年人并发症更多,比如糖尿病、痛风等,造成老年人的冠状动脉出现多支病变的机会更多,且病变严重,心肌的代偿能力较差,需要早期就诊,及早干预,重在预防。

老年患者的临床表现复杂多样,其中胸闷占大多数,其次是心前区疼痛、呼吸困难、心衰、心律失常等。但也有很多不典型的症状,比如上腹痛(胃痛)、乏力、肩背痛、牙痛等,这些都不能忽视。

4. 冠心病患者如何正确锻炼身体

冠心病患者宜做力所能及的运动，保持定期运动的习惯对心脏功能有所裨益。适合冠心病患者的运动包括步行、慢跑、游泳、太极拳等有氧运动及部分肌肉群的无氧运动。但老年患者需要按照自身体能进行适应性锻炼，且应量力而行，不可强行锻炼。

不同形式的锻炼方式和注意事项如下所述。

（1）**步行。**以步行为锻炼项目者，每次可散步 45～60 分钟，或每日步行 1 000～2 000 米，中间可以穿插快速步行，步行时要步态稳健，呼吸自然，防止跌倒。

（2）**慢跑。**慢跑时应先做好准备运动，穿合脚的运动鞋，跑步时保持轻松的步伐，注意地面和周围环境，防止失足跌伤，慢跑中也可穿插步行。跑步结束后可缓步慢行，或做肢体活动、体操等运动。

（3）**游泳。**某些体力较好、有游泳经验且具备条件者可以进行游泳锻炼，但应做好准备运动，并应避免运动时间过久，防止肌肉痉挛。

（4）**太极拳。**太极拳运动可放松身心，运动量相对适中，很适合冠心病老年患者进行锻炼，但也需要量力而行。

（5）**部分无氧运动。**一些需在健身房内进行的锻炼上下肢力量的器械运动，对于部分体能较好、具备相应条件的老年人来说，可以适当进行，但进行锻炼时需注意保护关节，不要出汗太多，心率不要过快。

体育锻炼对冠心病患者有益，但锻炼不当则会给冠心病患者带来危害。因此，冠心病患者在参加体育锻炼时，应注意以下问题：

① 避免在大量进餐、喝浓茶、喝咖啡等后 2 小时内锻炼,也不应在运动后 1 小时内进餐或喝浓茶、浓咖啡等;运动前后避免饮酒、吸烟。

② 运动前后避免情绪激动。

③ 运动要循序渐进、持之以恒,平时不运动者不要突然进行剧烈运动。

④ 进行大运动量锻炼时应避免穿得太厚,否则会影响散热而增加心率,心率增快会使心肌耗氧量增加,给心脏带来负担。

⑤ 避免运动后马上洗热水澡或用热水淋浴,至少应在休息 15 分钟后进行,并控制水温不可过高。当全身浸在热水中时,外周血管扩张,心脏供血相对减少,易诱发冠心病。

⑥ 高温、严寒季节应减少运动量。

健康 Tips

冠心病的常见诱因包括:情绪激动、饱餐、过度劳累、寒冷、用力排便、吸烟、饮酒等。因此,老年人在日常生活中应注意以下几点:

• 规律生活,注意休息,遵医嘱按时服药。保持情绪稳定,对任何事都有良好的心态,切勿急躁暴怒。保持良好的睡眠质量和时间,睡前不宜多看书报或写作,更不宜看惊险或紧张的电视、电影。

• 饮食宜少食多餐,忌暴饮暴食,控制体重,少吃冷饮,睡前勿进食,防止超重。改善饮食结构,忌高脂、高胆固醇、高盐饮食,宜多吃新鲜的蔬菜、水果、豆类、黑木耳、蘑菇、洋葱、玉米、冬瓜等,适量饮茶、酸奶、低脂牛奶等。每日食盐摄入量不超过 6 克。戒烟限酒,不喝咖啡或浓茶。

- 积极控制高脂血症、高血压、糖尿病。
- 注意保暖,因为寒冷刺激可诱发冠心病。
- 保持大便通畅,养成定时排便的习惯。每餐1～2小时后可按摩腹部20分钟,同时多吃新鲜的蔬菜和水果以促进胃肠蠕动,帮助保持大便通畅。

（朱嘉琦）

心绞痛

1. 什么是心绞痛

　　心绞痛是冠状动脉狭窄或斑块破裂,导致冠状动脉不同程度堵塞,心肌供血不足,缺血、缺氧后所引起的一组临床综合征。心绞痛的产生和冠状动脉粥样斑块的大小和稳定性两个因素相关。斑块的大小决定了冠脉狭窄程度,斑块越大,冠脉狭窄越重,临床症状越重,单纯由斑块大小因素决定的心绞痛被称为"稳定性心绞痛"。斑块的稳定性决定了心绞痛发展成为心梗的可能性,斑块越不稳定,越容易从稳定的心绞痛发展为不稳定心绞痛,甚至斑块破裂,冠脉完全闭塞,发展为急性心梗,这种情况被称为"不稳定心绞痛"。

2. 心绞痛有什么症状

　　无论稳定性心绞痛还是不稳定心绞痛,共同的病理生理基础由冠脉的供氧和心脏的耗氧之间的平衡所决定。典型的疼痛部位为胸骨后或心前区,可放射至颈部、口腔牙齿,左肩胛部、左臂内侧直达小指处。疼痛性质有沉重、压榨或窒息感,有时仅仅表现为胸闷气短,时间持续数分钟。

对于稳定性心绞痛,其症状的出现完全由冠状动脉狭窄程度所决定。因此,冠脉的狭窄程度多在 30% 以下,一般不会有临床症状,当冠脉狭窄程度为 30%~50% 后,安静时仍不会有症状。但当进行剧烈的体育锻炼时,耗氧和供氧出现矛盾,就会诱发心绞痛症状,但程度较轻,持续时间也较短,一般为数十秒,休息后即能缓解。若狭窄程度达到 50% 以上,除了剧烈体育运动外,登楼、慢跑、精神紧张、情绪激动、饱食、焦虑不安等均可能诱发症状,但休息后仍能缓解,时间不会超过数分钟。

不稳定心绞痛的发作常常提示斑块不稳定,由于斑块的破裂或者溃疡可以发生在任何大小的粥样斑块基础之上,不稳定心绞痛可以发生在稳定性心绞痛的任何阶段,其临床表现具有不可预见性。可表现为原有症状的恶化,例如原来爬上三楼才会发生的症状变为平地走路就会发生,或者原来仅在劳累后出现的症状,变为安静时也能发作,或者表现原本没有的心绞痛范围、程度、持续时间增加,这些都是不稳定心绞痛的表现。

3. 哪些药物可以治疗心绞痛

心绞痛属于冠心病,所以治疗冠心病的药物(阿司匹林和他汀类药物)是治疗心绞痛的基本药物。对于缓解症状,还可以选择如下药物:

(1) 硝酸酯类: 硝酸甘油是缓解心绞痛的首选药,但在未确诊冠心病心绞痛前,不可盲目服用。

心绞痛发作时可用硝酸甘油 1 片舌下含服,1~2 分钟即开始起作用,约半小时后作用消失;不能吞服。若药物不易溶解,可轻轻嚼碎继续含化。应用硝酸酯类药物时,为避免体位性低血压所引起的晕倒,用药后患者应平卧片刻,必要时吸氧。此外,患者可能出现头昏、头胀痛、头部跳动感、面红、心悸,继续用药数日后这些表现可自行消失,不能耐受者可减量或停服。

硝酸甘油应贮存在棕褐色的密闭小玻璃瓶中,防止受热、受潮,使用时应注意有效期,每 6 个月须更换药物。如果含服药物时无舌尖麻、刺、烧灼感,说明药物已失效,不宜再服用。长期反复应用会产生耐药性而使药效降低,但停用 10 天以上后,再用可恢复效力。

(2) **β 受体阻滞剂**:可长期服用,如阿替洛尔、美托洛尔,应注意不能随意突然停药或漏服,否则会引起心绞痛加剧或心肌梗死。β 受体阻滞剂应在饭前服用,因食物能延缓此类药物的吸收。用药过程中注意监测心率、血压、心电图表现等。

(3) **钙通道阻滞剂**:有扩张冠脉血管和解除冠脉痉挛的作用,部分患者可能出现头痛、面部潮红、眩晕和踝部水肿等不良反应。目前不主张使用短效制剂(如硝苯地平片)。

健康 Tips

对于稳定性心绞痛,注意观察胸痛的发作时间、部位、性质,疼痛有无放射性及伴随症状,定时监测心率、心律。制订固定的日常活动计划,避免劳累、突发性的劳力动作,尤其在较长时间休息以后(如凌晨起来后),活动动作宜慢。心绞痛发作时,应停止所有活动;频发或严重心绞痛患者,严格限制体力活动,应卧床休息。寒冷刺激可诱发心绞痛发作,不宜用冷水洗脸;患者洗澡时应告诉家属,且不宜在饱餐或饥饿时洗浴,洗浴时水温勿过冷或过热,时间不宜过长,卫生间门不要上锁,以防意外发生。心绞痛患者在寒冷季节外出时应戴口罩或围巾。对于不稳定心绞痛,更重要的是早期诊断,及时就医。

心绞痛发作时，患者需保持良好心态，精神紧张、情绪激动、焦虑不安等不良心理状态可诱发和加重病情。患者常因发病不适而烦躁不安、恐惧，此时尽量做深呼吸，放松情绪有助于症状尽快消除。患者应随身携带心绞痛急救盒（内装硝酸甘油片），心绞痛发作时，立即使用硝酸甘油制剂（片剂舌下含服，喷雾剂喷舌底 1～2 下，贴剂贴在心前区）。如果自行用药后心绞痛未缓解，应请求协助救护。

（朱嘉琦）

急性心肌梗死

1. 为何会发生急性心梗

　　急性心肌梗死是由于冠状动脉急性、持续性缺血、缺氧而引起的部分心肌缺血坏死。一年四季均可发病，多见于冬季，以60岁以上的男性发病居多，近年来有年轻化的趋势。

　　急性心肌梗死是导致老年人死亡最重要的病因，对急性心梗有正确认识和及时的处理，可以显著减低病死率。

2. 急性心梗有哪些症状

　　急性心梗的主要病理生理过程为冠状动脉粥样斑块的破裂，血栓形成，冠状动脉完全或接近闭塞，导致冠脉血供持续性中断，最终心肌细胞坏死，心功能不同程度受损。

　　相对于心绞痛的临床表现，心肌梗死表现为心前区胸骨后出现严重而持久（超过30分钟）的疼痛，疼痛性质更剧烈，呈难忍的压榨、窒息或烧灼感，伴有烦躁不安、大量出汗、恶心、呕吐，疼痛可放射到颈部、口齿、下颚、左肩等部位，少数患者发病早期出现休克、急性心力衰竭或恶性心律失常，危及生命。

3. 发生心梗怎么办

首先,当发生胸闷、压迫感、心绞痛等提示心梗的症状时,有两个"120"需要记住:①心梗发生后的 120 分钟内是治疗的黄金阶段;②争分夺秒,先拨打"120"急救电话,以免耽误救治时机,随后停止手头工作,保持安静状态。

其次,心梗起病急、症状明显,常因剧烈疼痛而有濒死感,患者焦虑、紧张、恐惧等情绪会自然产生,进而加重病情,此时需要患者本人正确面对,家人或身边人适当疏导。

最后,当患者到达医疗机构或接触医护人员后,请积极配合治疗,尽量缩短从第一次医疗接触到血管开通的时间。开通血管是最常用的治疗手段,有溶栓、冠脉造影及支架植入术、冠脉搭桥等方法,医生会根据患者病情不同和相应条件对患者的治疗方案进行选择。到目前为止,急诊冠脉造影并支架植入是及时开通堵塞冠脉,拯救濒死心肌,降低急性心梗病死率最主要也是最重要的手段。

4. 心梗后如何进行心脏康复

药物处方

有效的药物治疗是心血管疾病治疗的基石。具有心梗后心血管保护作用的药物有阿司匹林、氯吡格雷/替格瑞洛、β 受体阻滞剂、他汀类药物、血管紧张素系统抑制剂、血管紧张素受体脑啡肽酶抑制剂。

运动处方

运动治疗是心脏康复的基石,其对心脏病患者的益处已得到公认。实践证明,遵循科学的运动处方是患者康复安全有效的保障。同时,运动治疗也存在一定的风险,因此选择合适的运动处方是关键。

病情稳定后无并发症的急性心肌梗死患者,在急性期后 1～3 天需绝对卧床;第 4～6 天可在床上做上、下肢被动运动;1 周后,无并发症的患者可在床上做坐起运动,每天 3～5 次,每次 20 分钟,动作宜慢;可尝试进行床旁大小便。有并发症者,卧床时间延长;第 2 周起逐步开始床边站立、床旁活动、室内活动;独立完成个人卫生处理。

根据患者对运动的适应程度,可逐渐增加活动量。在急性期后第 2 周开始室外走廊行走;第 3～4 周试着上下一层楼梯;6 周后可每天步行、打太极拳;8～12 周可慢跑;3～6 月可部分或完全恢复工作。

营养处方

合理的膳食是预防和治疗心血管疾病的基石。合理膳食能降低冠心病发病率和死亡率,且经济、简单、有效、无不良反应。因此,膳食营养干预是心血管疾病一级、二级预防和康复的主要内容之一。急性心梗的患者在围手术期时身体处于高消耗状态,住院期间不必过分强调低脂饮食,应根据患者的文化背景、喜好以及心血管保护性饮食的原则制订。注意心梗急性发作期时应进软食,病情稳定后逐渐改正常或低脂饮食。避免食用辛辣或发酵食物,以减少便秘和腹胀。康复期应保持低糖、低胆固醇饮食,多吃富含维生素和钾的食物,有心衰者适当减少盐摄入量。

戒烟处方

烟草对心血管的危害巨大,戒烟的长期获益等同甚至优于目前常用的药物,如阿司匹林和他汀类药物。戒烟是能够挽救生命的最经济有效的干预手段。因此,仅服药而不戒烟的患者,心肌梗死复发的可能性会大大增加。

心理处方和睡眠管理

部分心梗患者会精神抑郁或失眠(睡眠时间少于 6 小时),要正确面对和积极治疗。①综合治疗:躯体治疗结合心理治疗。②镇静安眠药治疗:短程、足量、足疗程。③个性化治疗:根据患者年龄、过去的疗效,患者的药物治疗意愿和对治疗药物的选择、耐受性及治疗费用等因素,选择合适的药物。

健康 Tips

大便干结时忌用力排便,应用开塞露纳肛或服用缓泻剂(如酚酞、乳果糖)等方法保持大便通畅。严格禁烟,急性期禁酒,急性期 3 个月后可少量饮酒。急性期半年后可恢复正常工作,但不应继续从事重体力劳动、驾驶机动车、高空作业或工作量过大的工作。遵医嘱,按时服药,定期复查。

(朱嘉琦)

心律失常

1. 老年人心律失常有哪些特点

　　心律失常是心脏内冲动的发生或传导不正常，使其速率和节律发生异常。心律失常是最常见的心脏疾病，可独立出现，也可能是其他器质性心脏疾病（如瓣膜性心脏病、缺血性心脏病、高血压心脏病、肺源性心脏病、肥厚型心肌病、扩张型心肌病等，凡是能导致心脏结构和大小发生改变的基础性心脏疾病，都被称为器质性心脏病）的常见临床表现之一。健康人偶尔会出现心律失常，老年人心律失常多发生在器质性心脏病基础之上。

　　当心脏的大小、结构发生改变后，心律失常更容易发生。诱发因素多为感染，电解质紊乱，吸烟，饮酒、咖啡、浓茶，运动与精神刺激等。其主要表现有心慌、心悸、心前区不适、胸闷、气短，甚至头晕、晕厥。平静心电图检查是诊断心律失常最重要的手段，复杂的心律失常需要 24 小时动态心电图检查甚至心导管电生理检查才能确诊。

2. 老年人心律失常需做哪些检查

　　按照心律失常发生的不同部位、节律的快慢，可以将心律失常分为多种类型。对于老年人而言，我们重点介绍需要干预的缓慢性心律失常，例如窦性心动过缓、房室传导阻滞以及最常见的快速性心律失常。治疗前需要对心律失常及可能的基础心脏疾病进行诊断和评估，需要进行平静心电图、24小时动态心电图、心脏彩超检查，必要时需要做冠脉CT检查。

3. 老年人快速性心律失常的治疗

快速性心律失常的治疗分为药物治疗、心导管射频消融治疗以及射频＋起搏器植入的综合治疗。对于室早的治疗，除了 β 受体阻滞剂之外，目前其他抗心律失常的药物在改善症状后，并不能有效延长老年人的生存期。因此，尽管药物治疗是基石，但随着射频技术的发展，电生理检查＋射频消融的治疗地位正在逐年提高。这里重点介绍常用药物，其余治疗方式请遵循医生的建议。

对症状不明显的室早患者，可以首选随访观察；症状明显者可以首选 β 受体阻滞剂（美托洛尔、比索洛尔）、钙通道阻滞剂（盐酸维拉帕米片）；对于左心功能正常的室早患者可选用 IB（盐酸美西律片）、IC（普罗帕酮）、Ⅲ类抗心律失常药物（胺碘酮）；左心功能降低者可选Ⅲ类抗心律失常药物（胺碘酮）；心肌梗死后的室早患者，首选 β 受体阻滞剂（美托洛尔、比索洛尔），其次选择胺碘酮；射频消融治疗仅用于症状明显、发作频繁的患者，成功率为 $74\%\sim100\%$。

常见的治疗快速性心律失常的药物有如下几种。

（1）**盐酸美西律片**。主要用于治疗室性心律失常。不良反应有恶心、呕吐、便秘、头晕、眼花、肢体震颤等，严重时可出现共济失调、感觉异常甚至抽搐等神经系统症状。

（2）**普罗帕酮**。为广谱抗快速心律失常药，用于室性早搏、室上性和室性心动过速。口服给药一般每 6 小时或每 8 小时 1 次，本药有局麻作用，并可产生恶心、呕吐等胃肠道症状，故应在餐中或餐后吞服，不得嚼碎。本药还有血压短暂下降、头晕、舌麻、传导阻滞等不良反应。

(3) 胺碘酮。适用于各种室上性和室性快速性心律失常。原为抗心绞痛药，具有选择性对冠状动脉及周围血管的直接扩张作用，能增加冠脉血流量，降低心肌耗氧量。长期应用可影响甲状腺素代谢。

(4) β 受体阻滞剂。作为广谱的抗心律失常药物，在室早的治疗中不良反应较小，但仍能导致心率过缓，需要监测。β 受体阻滞剂是交感活动增强的心律失常治疗首选药物。

4. 老年人缓慢性心律失常的治疗方法有哪些

缓慢性心律失常，绝大多数由于老年退行性改变所致，极少部分是由于心肌缺血（急性心梗）、电解质紊乱（高钾血症）或者特殊药物所致。对于因老年退行性改变所致的缓慢性心律失常，由于没有能稳定提高心率而无不良反应的药物，只能动态观察，必要时需植入心脏起搏器。对于有明确诱因者，给予血运重建、纠正高钾、停服特殊药物等治疗方法，缓慢性心律失常可能恢复。

5. 什么情况下需要植入永久人工心脏起搏器

（1）伴有症状的窦性心动过缓或窦性停搏，若清醒状态下心率低于 40 次/分，或有 3 秒以上长间歇。

（2）Ⅱ度Ⅱ型和Ⅲ度房室传导阻滞。

（3）房颤伴有 5 秒以上长间歇。

6. 起搏器植入后需要注意什么

（1）植入后 2 周内为避免伤口感染,禁止伤口沾水。

（2）植入后尽量减少植入部位皮肤的磨损。

（3）植入一侧上肢避免剧烈、过度地拉伸,以免影响导线和起搏器的连接松动。

（4）目前市面上有抗核磁起搏器的新式起搏器,但起搏器植入后能否接受核磁共振检查,需要咨询起搏器植入医师。

（5）乘坐飞机前的安全检查对起搏器不会有影响,但需要带好随访卡片以备通过安检。

7. 心律失常者如何自我监测

（1）掌握测量脉搏的方法。

测量部位:桡动脉或股动脉搏动明显处。

方法:用右手示指、中指、无名指三指并拢,以指腹轻轻按压所触的脉搏,以能清楚触到脉搏为宜;测量时间至少 1 分钟。

（2）心动过缓患者避免排便时屏气,以免迷走神经兴奋而加重心动过缓。

（3）若发现以下体征时应及时就诊:①脉率<60 次/分,并有头晕或黑蒙;②脉率持续>100 次/分,并有心悸、胸闷;③脉搏节律不齐,每分钟间歇达 5 次以上时。

8. 心律失常发作时的急救措施有哪些

（1）阵发性室上性心动过速发作时可刺激迷走神经使发作终

止——此法多适用于青年人,老年人不适用。未转复者可用维拉帕米、胺碘酮、腺苷等静脉药物治疗。若发生急性心衰、休克等,有条件者可用同步直流电复律。若发作频繁,可积极进行心脏电生理检查及射频消融进行根治。

（2）室性心动过速多由冠心病、心肌病、心肌炎、电解质紊乱等原因导致,有可能导致室扑、室颤,最终导致心源性猝死,需要立即终止室性心动过速的发作。若患者突然意识丧失、抽搐、脉搏测不出,在旁人员应立即呼救及处理:室颤者应立即给予电除颤;心搏未见恢复者,应同时予心肺复苏。

健康 Tips

- 劳逸结合,避免过度劳累。
- 有器质性心脏病者,应坚持在医师指导下长期、规律、合理服药。
- 密切观察心率、心律变化,若有不适,应及时就诊。
- 有晕厥史的患者应避免从事驾驶、高空作业等工作。

（朱嘉琦）

慢性心功能不全

1. 什么是慢性心功能不全

　　心功能不全亦称心力衰竭,是由于心肌收缩力减弱、心排血功能障碍或负荷增加所致。分为左心衰竭、右心衰竭及全心衰竭。左心衰竭表现为呼吸困难,开始多在较重体力劳动时出现,休息后好转。随着心衰的加重,呼吸困难可在较轻体力劳动或休息时出现,并出现夜间阵发性呼吸困难,严重时可出现端坐呼吸及咳粉红色泡沫痰。右心衰竭表现为胃纳差、腹胀、下垂部位的水肿、发绀、颈静脉怒张及内脏淤血、失眠、嗜睡等。全心衰竭为左、右心衰竭的表现同时存在。

2. 慢性心功能不全患者应该如何调整情绪

　　左心衰竭发作时,患者常因不适而烦躁。首先要以亲切语言安慰患者,告知患者尽量做缓慢的深呼吸,采取放松疗法,稳定情绪,配合治疗及护理,才能很快缓解症状。长期反复发病者需保持情绪稳定,避免焦虑、抑郁、紧张及过度兴奋,以免诱发心衰。

3. 防治慢性心功能不全的饮食建议是什么

有令人愉快、舒畅的进餐环境，避免在进餐时间进行治疗。饮食宜少食多餐、不宜过饱，在食欲最佳的时间进食，宜进食易消化、营养丰富的食物。多食蔬菜，戒烟酒。控制钠盐的摄入，每日摄入食盐 5 克以下，心衰急性发作时需控制在 2 克/天。饮水量一般不加限制，严重心衰者饮水量限制为 1.5～2.0 升/天。对使用利尿剂的患者，由于在使用利尿剂的同时常伴有电解质的排出，容易出现低血钾、低血钠等电解质紊乱，并容易诱发心律失常、洋地黄中毒等，因此饮食中钠盐的控制不必过严。患者宜多食香蕉、菠菜、苹果、橙子等含钾高的食物。

4. 慢性心功能不全患者如何正确活动和休息

减少干扰，保证睡眠时间。有呼吸困难者，应在他人帮助下采取适当的体位。学会放松疗法，如局部按摩、缓慢有节奏的呼吸或深呼吸等。

按美国纽约心脏病协会(NYHA)的标准，可对心功能进行如下分级：

(1) **心功能Ⅰ级**：患者有心脏病，但日常活动量不受限制，一般体力活动不引起过度疲劳、心悸、气喘或心绞痛。

(2) **心功能Ⅱ级**：心脏病患者的体力活动轻度受限制。休息时无自觉症状，一般体力活动引起过度疲劳、心悸、气喘或心绞痛。

(3) **心功能Ⅲ级**：患者有心脏病，以致体力活动明显受限制。休息时无症状，但较轻体力活动即可引起过度疲劳、心悸、气喘或心绞痛。

(4) **心功能IV级**：心脏病患者不能从事任何体力活动,休息状态下也出现心衰症状,体力活动后加重。

患者应根据不同的心功能评级采取不同的活动量。

① **心功能I级者**：可活动,但避免剧烈活动,保证充足的睡眠时间。

② **心功能II级者**：可起床活动,但需增加间歇休息时间。

③ **心功能III级者**：限制活动,多卧床休息。生活自理或由他人协助。

④ **心功能IV级者**：绝对卧床休息,并尽可能使体位舒适。进餐、大小便及其他的生活料理应由他人帮助完成。动静结合,在床上做肢体活动,避免长期卧床或静止不动引起下肢静脉血栓形成。

在活动耐力许可范围内,尽可能生活自理。学会保存体力、减少氧耗的技巧,在较长活动中穿插休息,日常用品放在易取位置。部分自理活动可坐着进行,如刷牙、洗脸等。当心力衰竭症状改善后可增加活动量时,首先增加活动时间和频率,然后才考虑增加运动强度。运动方式可采取半坐卧、坐起、床边摆动肢体、床边站立、室内活动、短距离步行。

5. 慢性心功能不全患者需要知道哪些用药知识

使用强心药物需要注意

洋地黄类药是治疗心力衰竭的常规药物,其治疗量与中毒量很接近,易发生使用过量而中毒。同时,洋地黄用量个体差异很大,老年人以及心肌缺血缺氧、重度心力衰竭、低钾血症、高钙血症及肝肾功能不全者等易发生洋地黄中毒,需加强观察。用药的同时需监测心率和心律情况,若心率低于 60 次/分,暂停用药,并应及时告知医护人员。近年来,除用于缓解症状和治疗心功能低下,其适应证越来越窄。

使用洋地黄常见的不良反应有:①胃肠道反应,如食欲不振、恶心、呕吐、腹泻等。②神经系统反应,如头痛、头晕及视觉改变(黄视、绿视)等;③心脏反应,可引起各种心律失常。

当出现洋地黄中毒的表现时,应停用洋地黄类药物并立即告知医护人员,同时积极配合医护人员进行补充钾盐、停用排钾利尿剂、纠正心律失常等处理措施,按医嘱使用抗心律失常药物。

使用利尿剂需要注意

治疗慢性心衰,首选噻嗪类药物。患者应密切配合观察尿量,每日测体重。每天排尿超过 2 000 毫升者注意有无四肢乏力、恶心、呕吐、腹胀及各种心律失常等低钾表现。

使用扩血管药物需要注意

应从小剂量开始,密切观察用药前后血压、心率变化,用药后 1 小时内血压下降 20 毫米汞柱者,应慎用或停用。

6. 应如何正确观测病情

(1)密切注意身体情况,若突然严重气急、端坐呼吸、咳嗽、大汗,应取坐位或半坐卧位,两腿下垂。

(2)采用家庭吸氧时可在家庭医生的指导下进行,需注意流量及时间等。

(3)遵医嘱按时测数脉搏。

（4）监测水肿情况，保护水肿处的皮肤避免受伤。

（5）严密监测呼吸频率及节律、心率及心律，观察唇周、四肢末梢有无发绀、下肢有无水肿及有无呼吸困难等表现，配合收集、记录每小时尿量及 24 小时液体出入量。注意观察有无口渴、疲乏、恶心、呕吐、淡漠、嗜睡、皮肤弹性差等低钠表现。

健康 Tips

- 避免诱发因素，气候转凉时及时添加衣服，预防感冒。
- 合理休息，体力劳动不要过重，进行适当的体育锻炼以提高活动耐力。
- 进食富含维生素、粗纤维的食物，保持大便通畅。少量多餐，避免过饱。
- 正确遵医嘱服药。
- 定期门诊随访，防止病情发展。

（朱嘉琦）

三、 血糖问题

糖尿病

1. 老年糖尿病有什么特点

老年糖尿病是指年龄≥60岁（WHO界定为超过65岁）的糖尿病患者，包括60岁以前诊断和60岁以后诊断为糖尿病的患者。老年糖尿病患者具有以下特点：

（1）老年糖尿病患者绝大多数为2型糖尿病，由于异质性较大，患者的年龄、病程、基本健康状态、并发症及预期生存期均不同。

（2）部分患者是60岁以前患的糖尿病，这类患者常伴有明显的并发症，如冠心病、脑梗死、糖尿病肾病等。而新诊断的老年糖尿病患者多数起病缓慢，多无明显典型症状，往往由于常规体检或因其他疾病检查时被发现。

（3）随着年龄增加，老年糖尿病患者的听力、视力、认知能力、自我管理能力均下降，运动耐力下降，应关注运动治疗的风险，运动应因人而异。

（4）老年糖尿病患者对低血糖耐受性差，由于神经病变，出现低血糖时常常没有交感神经兴奋症状，反复低血糖又会加重认知障碍或诱发心脑血管意外。

（5）老年糖尿病急性并发症，如糖尿病高渗昏迷，其临床症状不典型，常与其他疾病同时出现，容易误诊。

（6）老年糖尿病患者常伴有多种代谢异常,部分患者有潜在的多系统、多脏器疾病及肿瘤。

2. 如何确定自己患了糖尿病

糖尿病的典型症状是"三多一少",即多饮、多尿、多食、体重减轻。其诊断根据美国糖尿病协会 1997 年发表的标准:糖尿病症状加随机血糖≥11.1 毫摩尔/升或空腹血浆血糖≥7.0 毫摩尔/升,或口服葡萄糖耐量试验,餐后 2 小时血糖≥11.1 毫摩尔/升。对于无糖尿病症状、仅一次血糖值达到糖尿病诊断标准者,必须在另一天复查核实而确定诊断。若复查结果未达到糖尿病诊断标准,应定期复查。急性感染、创伤或各种应激情况下,胰岛素对抗激素(如肾上腺素、皮质醇和生长激素)分泌增加,可出现血糖升高,应激过后可恢复正常,不能以此诊断为糖尿病,应追踪随访。部分国家将糖化血红蛋白(HbA1c)≥6.5%作为诊断糖尿病的标准,但在我们国家未推荐,仅作为诊断糖尿病的参考。

3. 患了糖尿病如何饮食

应根据患者年龄、体重、工作性质来决定饮食量。坚持定时、定量进餐,避免延迟或提早进食或不定量进餐,避免高脂饮食和摄入浓缩的糖类,定期测量体重以维持适当的体重。主食要定量,粗细搭配,全谷物、杂豆类占 1/3。多吃蔬菜,每天 500 克左右,深色蔬菜占 1/2 以上。两餐之间,如早上 10 点和下午 3 点左右,可选择升糖指数低的水果,如苹果、梨、橘子、草莓等。常吃鱼禽,畜肉适量,减少肥肉摄入,少吃烟熏、烘烤、腌制等加工肉制品。每周进食不超过 4 个鸡蛋,不弃蛋黄。每日可饮 300 克液态奶,重视豆制品摄入,零食可适量选择坚果。烹调注意少油、少盐,一日盐摄入量不超过 6 克。控制进餐速度,应细嚼慢咽。建议调整进餐顺序,养成先吃蔬菜、再吃荤菜,最后吃主食的习惯。

4. 患了糖尿病如何科学运动

根据年龄、体力、病情及有无并发症,进行长期有规律的体育锻炼,如慢跑、步行、骑自行车、健身操、太极拳及家务劳动等有氧活动,活动时间 20～40 分钟,可逐步延长,每日 1 次,用胰岛素或口服降糖药者最好每日定时活动;肥胖患者可适当增加活动次数。运动中若感到头晕、无力、出汗,应立即停止运动,随身携带甜食以防低血糖。若无明确禁忌,每周最好进行 2 次抗阻运动,锻炼肌肉力量和耐力,训练时阻力为轻度或中度。

5. 治疗糖尿病的药物有哪些

常用的降糖药物有以下几种:

(1) **磺酰脲类药物**:包括格列本脲、格列吡嗪、格列齐特、格列喹酮及格列美脲,主要不良反应是低血糖反应,尤其多见于肝肾功能不全和老年患者,其他不良反应有胃肠道反应、白细胞减少、贫血、皮肤瘙痒和皮疹。

(2) **双胍类药物**:主要是二甲双胍,最常见不良反应为食欲减退、恶心、呕吐,口干苦或口中有金属味、腹泻等,禁用于肝肾功能不全、休克或心力衰竭患者。在使用碘化造影剂时,应暂停使用该药。

(3) **α-葡萄糖苷酶抑制剂**:包括阿卡波糖和伏格列波糖,主要降低餐后血糖。常见不良反应为胃肠反应,如腹胀、排气增多或腹泻。

（4）**格列奈类药物**：包括瑞格列奈和那格列奈，主要不良反应是低血糖反应，但低血糖的风险和程度较磺酰脲类药物轻，比较适合老年人服用。

（5）**噻唑烷二酮类药物**：包括罗格列酮和吡格列酮，主要不良反应是引起体重增加和水肿，还能增加骨折和心衰的风险，老年人慎用。

（6）**二肽基肽酶-4(DPP-4)抑制剂**：包括西格列汀、沙格列汀、唯格列汀、阿格列汀、利格列汀。主要不良反应为胃肠道症状，其他不良反应报道较少，有可能诱发感染、过敏反应、头痛等。

（7）**钠-葡萄糖协同转运蛋白2(SGLT-2)抑制剂**：包括达格列净、恩格列净等。主要不良反应为增加尿路感染的风险。

（8）**胰高糖素样多肽1(GLP-1)受体激动剂**：GLP-1受体激动剂是以葡萄糖浓度依赖的方式增加胰岛素分泌，抑制胰高血糖素分泌，并能延缓胃排空，通过中枢性的食欲抑制来减少食量。目前有利拉鲁肽和艾塞那肽，均需皮下注射。

（9）**胰岛素及胰岛素类似物**：胰岛素是控制高血糖重要手段。目前临床常用的是人胰岛素及其类似物。从作用时间来分，可分为超短效、短效、中效、预混及长效胰岛素类似物。根据患者病情，可采用多种胰岛素治疗方案。①白天口服药物治疗，晚上加用中效胰岛素或长效胰岛素类似物；②每日两次预混胰岛素治疗；③胰岛素的强化治疗，包括多次皮下注射胰岛素、持续皮下注射胰岛素输注或者预混胰岛素每日3次。

健康 Tips

- 患者需认识到，糖尿病是终身性疾病，目前尚不能根治，必须终身治疗。

- 避免糖尿病常见的认识误区，如注射胰岛素会成瘾、血糖正常可停药、服药紧跟广告走、中药疗效胜西药、保健品代替西药等。

- 学会正确注射胰岛素，知道药物的作用、不良反应及使用注意事项，特别是如何预防低血糖发生。

- 在选择药物治疗时，老年糖尿病患者应兼顾年龄大的特点，在不出现低血糖的前提下根据患者情况制订个体化控制目标，在选择药物时应选择半衰期比较短，肝肾不良反应比较少，依从性比较好的药物。

- 生活要规律，戒烟、酒，注意个人卫生，预防各种感染，同时需要治疗各种并发症。

- 定期监测血、尿各项指标，了解糖尿病控制情况，检查血管及眼底，以便了解糖尿病的并发症，获得更好的治疗指导。

（高从容）

低血糖

1. 什么是低血糖症

血糖降低并出现相应症状和体征时称低血糖症。低血糖症的诊断依据主要是三联征：①低血糖症状；②发作时血糖低于2.8毫摩尔/升；③供糖后低血糖症状迅速缓解。

2. 为什么会发生低血糖症

低血糖的病因复杂，一般分为空腹低血糖和餐后低血糖两类。空腹低血糖常见病因有胰岛 β 细胞肿瘤或增生、使用过量的降糖药物（如胰岛素、磺酰脲类药物）、体内升糖激素不足（如垂体或肾上腺功能减退）以及营养不良等。餐后低血糖常见病因为特发性餐后低血糖症、早期的 2 型糖尿病、胃大部分切除术后等。

3. 低血糖的表现有哪些

典型的临床表现可分为交感神经兴奋症状和脑功能紊乱症状两类。前者可表现为饥饿、心慌、无力、出汗、颤抖、面色苍白、心动过速等症状；后者可表现为注意力不集中、头痛、易激、思维缓慢、视物不清、步态不稳、幻觉、怪异行为、癫痫样发作等。如果低血糖严重且持续时间较长,患者可发生神志改变、认知障碍、抽搐或昏迷。老年人由于患有多种疾病,各种反应低下或缺如,症状往往不典型,常缺乏交感神经兴奋症状,直接表现脑功能紊乱症状,需注意。

4. 低血糖发作时该如何处理

一旦发现低血糖发作,需积极抢救。若患者病情较轻或神志清楚,可立即进食糖果或糖水。若症状较重或神志不清,应立即静脉注射 50% 葡萄糖液。血糖上升不明显者可重复使用,然后用 10% 葡萄糖维持。必要时可使用胰高糖素。

健康 Tips

病因治疗是关键,在积极治疗低血糖的同时也要针对病因治疗。胰岛细胞瘤患者可采用手术治疗;垂体或肾上腺功能减退患者应补充糖皮质激素;胃大部分切除术患者应少食多餐,进食消化较慢的糖类、蛋白质和脂肪的混合餐;特发性餐后低血糖症者应给予心理治疗。

部分早期糖尿病患者是以低血糖表现为首发症状,这时应改变患者饮食结构,可加用阿卡波糖延缓碳水化合物在肠道吸收以防低血糖发生。糖尿病患者要学会早期识别和处理低血糖,合理使用降糖药物,超短效胰岛素和甘精胰岛素的低血糖发生率低,能使血糖更平稳。对于老年糖尿病患者来说,可选用一些半衰期比较短的胰岛素促分泌剂,如瑞格列奈和那格列奈等,慎用格列本脲等长效胰岛素促分泌剂,服用格列本脲出现低血糖应住院观察，待血糖正常后 24 小时方可出院，因为其代谢产物也有降糖作用。有一些中药不是纯中药，如消渴丸里含有格列本脲，老年糖尿病患者应慎用。

（高从容）

四、呼吸问题

慢性阻塞性肺疾病

1. 什么是慢性阻塞性肺疾病（COPD）

根据实用内科学（第 13 版）的定义，慢性阻塞性肺疾病（COPD）是一种气流受限特征的疾病，气流受限不完全可逆，呈进行性发展，与肺部对有害气体或有害颗粒的异常炎症反应有关。此病与慢性支气管炎和肺气肿密切相关，且患病率高，病情呈缓慢进行性发展，严重影响患者的劳动能力和生活质量。呼吸道感染是 COPD 发病和加剧的一个重要因素。其主要表现有咳嗽、咳痰、气短或呼吸困难、喘息和胸闷。

2. COPD 患者在出现不良情绪时怎么办

患者因久病不愈反复发作，常出现焦虑、悲观、沮丧等不良情绪，表现为烦躁、易怒、依赖心理增强。COPD 患者保持良好的情绪和保证充足的休息同等重要，不良情绪可导致交感神经兴奋、儿茶酚胺分泌增加，使心率增快、心肌耗氧量增加，从而诱发和加重呼吸困难及心力衰竭。因此，要让患者意识到心理因素给病情带来的危害，了解自我调节、控制情绪的重要性。患者应根据医生的指导采取多种方法进行心理调整，如将内心的不安向亲友诉说,通过听音乐、看书等积极的方法转移注意力等。同时,患者的亲朋好友和同事也应给患者更多关爱,在生活上多照顾他们,使他们树立战胜疾病的信心。

3. COPD 患者如何吃得更健康

COPD 患者的饮食应规律、适量,多进食蛋白含量高的食物及蔬菜,多食淡水鱼、豆制品、水果,少食容易胀气、含油脂多的食物,避免进食辛辣、酒等刺激性食物。重视疾病缓解期的营养摄入,改善全身营养状况,提高呼吸肌力量,少食海鱼、虾、蟹等容易生痰的食物。保持大便通畅,定时排便,多食高纤维素食物(如韭菜、芹菜、笋、香蕉等)。

4. COPD 患者的日常活动需要注意什么

保持居室整洁,空气新鲜,定时开窗通风,勿直接吹风。保持心情开朗,适量活动,避免劳累,保证每天 8 小时左右的睡眠。注意口腔卫生,保持皮肤清洁,及时沐浴更衣。长期卧床者,应由家属或护理人员定期翻身拍背,预防压疮;对大小便失禁者要及时擦洗干净。此外,在上呼吸道疾病流行时避免进出空气较差的公共场所;减少冷空气刺激,冬季晨起外出注意保暖或使用口罩;加强体育锻炼,提高机体耐寒及抗病能力,根据病情选择适合自己的健身方式。患者应学会自我监测病情变化,尽早治疗呼吸道感染。

平时多做呼吸训练:做深而慢的腹式呼吸和缩唇呼吸。

(1) **腹式呼吸:** ①吸气。采取仰卧或舒适的坐姿,可以把一只手放在腹部肚脐处,放松全身,先自然呼吸,然后吸气,最大限

度地向外扩张腹部,使腹部鼓起,胸部保持不动。②呼气。腹部
自然凹进,向内朝脊柱方向收,胸部保持不动。最大限度地向内
收缩腹部,把所有气体从肺部呼出去,这样做时,横膈膜自然而然
地升起。循环往复,保持每次呼吸的节奏一致,细心体会腹部的
一起一落。

(2) 缩唇呼吸:①吸气时闭上嘴巴,用鼻子进行吸气。②呼
气时轻缩唇,将气体从口部慢慢、轻轻地呼出。开始时吸气和呼
气的时间长度比例控制为 1∶2,慢慢达到 1∶4。吸气时默数 1、
2,呼气时默数 1、2、3、4,就能逐渐延长呼气时间,降低呼吸频
率。按照以上方法每天练习 3～4 次,每次 15～30 分钟。

5. COPD 患者用药期间需要注意什么

使用支气管扩张药可出现头晕、头痛、心悸、手指震颤等,减
量或停药后症状消失。若长时间、大剂量使用广谱抗生素,可引
起机体内菌群失调及真菌感染。口服激素时,应避免骤停、骤减,
应遵医嘱减药。口服降压药时,应定时测血压,遵医嘱调整药量。
服用利尿药时,应记录尿量,定期复查有关检验指标,调整药量。
服用对肝、肾功能有损害的药物时,要定期复查肝、肾功能。

6. 长期家庭氧疗需要注意什么

接受长期家庭氧疗可以提高患者生存率,改善患者活动能
力、睡眠和认知能力。需要接受家庭氧疗的具体指征是:①氧分
压≤55 毫米汞柱或动脉血氧饱和度≤88%,有或没有高碳酸血
症;②氧分压为 55～59 毫米汞柱或动脉血氧饱和度<89%,并有
肺动脉高压、心力衰竭或红细胞增多症。

长期家庭氧疗一般是经鼻导管吸入氧气,流量为 1～2 升/分钟,吸氧持续时间＞15 小时/天。长期氧疗的目的是使患者静息状态下的氧分压≥60 毫米汞柱、氧饱和度升至 90％,这样才可维持重要器官的氧供及生理功能。

7. 有哪些康复治疗措施

COPD 的康复治疗包括呼吸生理治疗、肌肉训练、营养支持等多方面措施。在呼吸生理治疗方面包括帮助患者咳嗽、用力呼气以促进分泌物清除,使患者放松,进行缩唇式呼吸以及避免快速浅表的呼吸以帮助克服急性呼吸困难等措施。在肌肉训练方面,有全身性运动与呼吸肌锻炼,前者包括步行、登楼梯、踏车等。在营养支持方面,应按要求将体重控制在合理范围内,同时避免过多糖类和高热量饮食摄入,以免产生过多二氧化碳。

健康 Tips

- 预防感冒,外出戴口罩,避免受凉。
- 保持呼吸道通畅,禁止吸烟。
- 注意休息,合理运动。
- 注意药物的不良反应。
- 定时复查,防止并发症的发生。

（徐　森）

支气管哮喘

1. 什么是支气管哮喘

　　根据《实用内科学(第13版)》的定义,支气管哮喘是全球范围最常见的慢性呼吸道疾病,它是由多种细胞(如嗜酸性细胞、肥大细胞、T淋巴细胞、中性粒细胞和气道上皮细胞等)和细胞组分参与的气道慢性炎症疾患。这种慢性炎症导致气道高反应性,并引起反复发作的喘息、气急、胸闷或咳嗽等症状,常在夜间和/或清晨发作、加剧,通常出现广泛多变的可逆性气流受限,多数患者可自行缓解或经治疗缓解。

2. 支气管哮喘发作时如何正确调整心态

　　哮喘急性发作时,患者因呼吸困难而紧张、烦躁甚至产生恐惧心理,此时应缓慢地深呼吸,稳定情绪,配合治疗。长期反复发作的患者应树立信心,保持平和、轻松的心态预防哮喘发作及控制哮喘。

3. 支气管哮喘患者如何吃才能更健康

　　(1) 老年支气管哮喘患者在选择食物时,要注意补充蛋白质,增加维生素 A 和维生素 C 的摄入量。

（2）适当多吃含铁的食物，如动物内脏、菠菜等。

（3）多吃新鲜蔬菜和水果，不仅可补充各种维生素和无机盐，而且还有清痰祛火之功能。果品类食物不仅可祛痰止咳，而且能健脾补肾养肺，如百合、丝瓜、竹笋、萝卜、鲜莲子、藕、柑橘、橙、核桃、梨等可常吃。木耳、花生、蜂蜜、奶油、黄油等对祛痰、平喘、止咳、润肺都有一定作用，可以作为辅助防治支气管哮喘的食品食用。

（4）忌食海腥、肥腻及易产气的食物，避免腹部胀气向上压迫原已憋气的肺脏而加重气急症状。鱼虾、肥肉等易助湿生痰；产气食物如韭菜、红薯等对"废气"下降不利；高糖、高脂肪和高盐的食物及味精等会增加哮喘病的发病率，故应少食或不食。

4. 支气管哮喘患者日常活动需要注意什么

（1）养成良好的生活习惯，早睡早起，避免疲劳。

（2）加强锻炼，如医疗体操、气功、太极拳等可以增强人体抗病能力的锻炼方式。锻炼时注意保暖，做到循序渐进、逐步增加、持之以恒。此外，还应坚持适当的耐寒锻炼，可用冷水洗脸、洗手，增强抗寒能力。根据气候变化随时增减衣物，做到胸常护、背常暖；寒冷季节外出时，为避免冷空气对呼吸道的刺激，诱发哮喘，最好戴上口罩。

（3）要常用湿抹布擦拭生活环境中容易落尘的地方；打扫卫生时要湿扫地面；经常打开门窗通风换气；少用或不用家用化学清洁制剂。

（4）香烟中的化学品及吸烟时喷出的烟雾对哮喘患者都会有直接的影响，因为它们会刺激呼吸道，支气管哮喘患者也要尽量避免吸入二手烟。

5. 支气管哮喘患者如何正确用药

β 受体激动剂

患者应按需用药，不宜长期规律使用，因为长期应用可引起 β 受体功能下降和气道反应性增高，从而出现耐药性。沙丁胺醇静脉滴注时应注意滴速，并注意观察心悸、骨骼肌震颤等不良反应。

茶碱类

茶碱类药物具有舒张支气管平滑肌的作用，还具有强心、利尿、扩张冠状动脉、兴奋呼吸中枢和呼吸肌等作用。低浓度茶碱具有抗炎和免疫调节作用。口服类药物包括氨茶碱和控（缓）释型茶碱，用于轻至中度哮喘发作和维持治疗，一般剂量为每天 $6\sim10$ 毫克/千克。口服控（缓）释型茶碱后昼夜血药浓度平稳，平喘作用可维持 $12\sim24$ 小时，尤适用于夜间哮喘症状的控制。联合应用茶碱、激素和抗胆碱药物具有协同作用。但本品与 β_2 受体激动剂联合应用时，易出现心率增快和心律失常，应慎用并适当减少剂量。

糖皮质激素

注意观察和预防不良反应。部分患者吸入糖皮质激素后可出现声音嘶哑、口咽部感染念珠菌或呼吸道不适等。患者需在喷药后用清水充分漱口，使口咽部无药物残留，以减少局部反应和吸收。若长期吸入剂量＞1 毫克/天，可引起骨质疏松等不良反应，应注意并定期检查。患者宜联合使用小剂量糖皮质激素和长期 β 受体激动药或控释型茶碱类药物，以减少吸入糖皮质激素。

全身用药应注意肥胖、糖尿病、高血压、骨质疏松、消化性溃疡等不良反应;宜在饭后服用,以减少对消化道的刺激。

气雾吸入糖皮质激素者可减少其口服量。当用吸入剂替代口服制剂时,开始时应在口服剂量的基础上加用吸入剂,在2周内逐步减少口服量。患者切勿自行减量或停药。

抗胆碱能受体

抗胆碱药吸入后,少数患者可有口苦或口干感。应用溴化异丙托品者个别病例会有口干或喉部刺激等局部反应及变态反应。闭角型青光眼患者若因操作不当而使药物进入眼睛,会使眼压增高,需小心。同时慎用于前列腺肥大而尿道梗阻的患者。酮替芬有镇静、头晕、口干、嗜睡等不良反应,服用该类药物后的患者请勿单独在路边、河边行走,避免发生意外。

健康 Tips

● 改善居住环境,避免接触变应原,在气温骤变和换季时要特别注意保暖。

● 合理休息,早睡早起,避免疲劳,适当运动。进食富含蛋白质、维生素的清淡饮食,少食多餐。

● 正确服药,注意药物的不良反应。

● 随身携带止喘气雾剂,若出现哮喘先兆症状,请患者保持平静,可立即吸入气雾剂,并脱离致病环境。

● 定时门诊随访,如果出现睡眠不良、活动能力下降、支气管扩张药治疗效果下降和/或需要量增加、咳嗽、咳痰、气促和/或喘息加重等信号,应及时到医院就医。

（徐 淼）

肺结核病

1. 什么是肺结核病

根据《实用内科学(第13版)》的定义,肺结核病是由结核分枝杆菌复合群引起的慢性肺部感染性疾病,占各器官结核病总数的80%～90%,其中痰中排菌者称为传染性肺结核病。

预防肺结核病的根本措施是发现和治愈排菌的肺结核病患者,即消灭传染源。

2. 肺结核病患者应如何进行心理调整

肺结核病临床上多呈慢性过程,虽然病程较长,但患者需要有耐心,相信只要积极配合治疗,一定能彻底治愈。而且肺结核病治愈后不影响生活、工作和学习,患者应消除不必要的焦虑和担忧,积极治疗,早日康复。

3. 肺结核病患者如何吃才能更健康

(1) 高热量饮食:每日摄入可以供能40～50千卡的食物。

(2) 高蛋白质饮食:每日蛋白质摄入量为每公斤体重1.5～

2.0 克,其中 1/3～2/3 为优质蛋白质,应多食牛奶、鸡蛋及猪瘦肉、牛瘦肉及大豆类食品。

（3）补充维生素 A、B 族维生素、维生素 C、维生素 D 等,注意钙和铁的补充。多选用奶类、豆类、蔬菜等食物。

（4）并发贫血的患者,要多食含铁丰富的食品,如瘦肉和动物内脏。

（5）多食含维生素 B_6 的食物,如花生、瘦肉、豆类、薯类食物等,以对抗由于抗结核药物异烟肼治疗而引起的不良反应。

4. 肺结核病患者的日常生活需要注意什么

肺结核病患者应制订合理的休息和活动计划,肺结核病活动期或咯血时应以卧床休息为主,可适当离床活动,大咯血的患者应绝对卧床休息,恢复期可适当进行户外活动,如散步、做保健操、打太极拳等,但应保证充足的睡眠和休息时间,避免身心过劳。

5. 肺结核病患者用药时需要注意什么

患者需按医嘱坚持规律合理的治疗方法、按时服药。患者及家属需了解,不规律用药或过早停药不仅可导致治疗失败,还会诱导结核菌产生继发耐药,增加复治的困难,甚至成为难治病例。在用药过程中严格掌握用药的剂量、方法及时间,并注意药物不良反应,一旦出现不良反应,及时就诊。

健康 Tips

• 定期随诊复查,报告用药的反应,以便医生及时调整用药方案。注意监测生命体征,注意有无高热、咳嗽、咳痰、胸痛情况,观察痰的颜色、有无血痰和咯血的征象。

- 戒烟戒酒,合理饮食,保证充足营养。
- 保持心情舒畅,增强治病信心。
- 坚持锻炼身体,以增强机体抵抗力,逐渐增加活动量。
- 做好痰的消毒工作;被褥、书籍在烈日下曝晒 4～6 小时;餐具和家人分开使用,使用后应煮沸消毒 10～15 分钟。
- 若有发热、咳嗽、咳痰、食欲缺乏等,可随时就诊。
- 抗结核药容易引起肝损害,治疗中要定期检查肝功能,一旦发生肝损害,应及时治疗。

（徐　淼）

五、胃肠问题

慢性胃炎

1. 什么是慢性胃炎

　　各种原因所致胃黏膜炎症称为胃炎,以慢性炎性细胞浸润为主时称为慢性胃炎。慢性胃炎的常见病因包括幽门螺杆菌(Hp)感染、胆汁反流、吸烟、饮酒、使用药物等。根据胃镜下的病理表现可将慢性胃炎分为慢性非萎缩性胃炎和慢性萎缩性胃炎。慢性胃炎的患病率随年龄的增加而升高,但与性别无明显相关性。

2. 为什么老年人慢性胃炎多发

　　慢性胃炎,尤其是萎缩性胃炎,随着年龄增加,患病率呈上升趋势,老年人是慢性萎缩性胃炎的高发人群,50%～70%的老年人有慢性萎缩性胃炎。主要原因有:①幽门螺杆菌(Hp)的感染率随年龄增加而升高;②胃黏膜萎缩、胃黏膜肠上皮化生发生率随年龄增加而上升;③长期服用非甾体抗炎药(NSAIDs)、胆汁反流、衰老因素等增加了老年人胃黏膜发生萎缩的可能性。

3. 如何应对病理结果中的化生与瘤变

老年人慢性萎缩性胃炎多为化生性萎缩，少数伴有上皮内瘤变。大肠型肠化生或不完全型肠化生与胃癌发生有关，而上皮内瘤变（异型增生）是胃癌的癌前病变。对病理报告萎缩伴有肠化生的患者，应每年随访 1 次。不伴有肠化生或上皮内瘤变的患者可酌情延长随访时间。伴低级别上皮内瘤变者应每 6 个月随访 1 次，高级别上皮内瘤变应视病情及患者全身状况，酌情采用内镜下治疗或手术治疗。

4. 什么情况下需要药物治疗

（1）老年人慢性活动性胃炎伴 Hp 感染者，或长期服用 NSAIDs（如阿司匹林等）的 Hp 感染者，根据患者胃黏膜病变情况、年龄、预期寿命及患者的意愿等因素，综合评估后确定是否行 Hp 根除治疗。

（2）长期服用 NSAIDs 或伴有胆汁反流的老年慢性胃炎患者，应考虑使用黏膜保护剂（如瑞巴派特、铝碳酸镁等）。对于正在双联抗血小板（如阿司匹林＋氯吡格雷等）治疗的老年患者，首选质子泵抑制剂（如雷贝拉唑等）。

（3）对以上腹痛和上腹烧灼感为主要症状，尤其是伴有胃黏膜糜烂的老年患者，可选用抑酸剂（雷贝拉唑、法莫替丁等）或抗酸剂（铝碳酸镁等）。

（4）对以上腹饱胀、纳差、恶心或呕吐等为主要症状的老年慢性胃炎患者，可选用促动力药（伊托必利等）联合消化酶制剂（复方消化酶胶囊等）治疗。

（5）对有消化不良症状且伴明显精神心理因素的老年慢性胃炎患者,可用抗抑郁药或抗焦虑药（如氟哌噻吨美利曲辛等）治疗。

健康 Tips

- **放松心情：** 保持精神愉快,避免压力过大或过度紧张。保证充足的睡眠,避免过度疲劳。
- **戒烟限酒：** 烟草中的有害成分能促使胃酸过度分泌,对胃黏膜产生刺激作用,过量吸烟还会引起胆汁反流。过量饮酒或长期饮用烈性酒可使胃黏膜充血、水肿,甚至糜烂。
- **合理饮食：** 保证饮食时间的规律性。饮食有节制、有规律,定时定量,少食多餐,细嚼慢咽,使食物充分与唾液混合,避免暴饮暴食。选富含优质蛋白、易消化的细软食物,少吃难消化、易胀气的食物。多吃富含植物蛋白、维生素多的新鲜果蔬;忌食过硬、过辣、过咸、过热、过分粗糙的食物。

（陈海涛）

慢性便秘

1. 什么是慢性便秘

便秘是指排便次数减少（每周排便少于 3 次），粪便干硬，排便费时费力、排出不尽或需手法辅助排便。慢性便秘病程至少为 6 个月。我国成年人慢性便秘患病率为 4%～6%，且女性高于男性。60 岁以上人群慢性便秘患病率高达 22%，并随年龄增长而升高。

2. 慢性便秘患者如何进行自我心理疏导

老年人便秘以功能性便秘居多，而胃肠道蠕动、消化液分泌都是受自主神经支配的。换句话说，人的思维心理活动会直接影响消化功能。有些老年人会因排便困难、耗时耗力而恐惧排便，甚至拒绝排便，导致便秘症状进一步恶化。因此，充分了解便秘的原因并养成定时排便的习惯，可有效缓解因紧张、忧伤、抑郁、愤怒等负面情绪造成的功能性便秘。

3. 怎么吃可以缓解慢性便秘

（1）主食不宜过精，适当吃粗粮，包括五谷杂粮（红薯、玉米、糙米等)和豆类制品(黄豆、绿豆等)。一方面通过增加食物残渣中纤维素含量来刺激肠蠕动,另一方面,粗粮中富含的 B 族维生素可增强肠道张力。

(2)每天最好喝 6～8 杯水,建议晨起空腹喝温水或蜂蜜水,保证肠道内有足够水分帮助润肠软便。

(3)多吃新鲜蔬菜,诸如富含纤维素的芹菜、茼蒿菜、萝卜等。

(4)多吃新鲜水果,诸如富含维生素和微量元素的苹果、香蕉等。

(5)每天加食糠皮、麦麸等,以扩充粪便体积,促进肠蠕动。

(6)忌过量食用辛辣、燥热以及腌(熏)制的食物,如辣椒、胡椒、腌菜等。

4. 哪些药物可以治疗慢性便秘

治疗慢性便秘的药物主要有促胃肠动力药(如普芦卡必利、伊托必利等)、通便药(乳果糖、复方聚乙二醇等)及灌肠药(如开塞露等)。任何药物,特别是刺激性泻药(如酚酞、大黄等)的长期使用,不仅会让机体对其产生依赖性,还会使肠壁黏膜及肠壁神经损伤。因此,应尽可能在减少使用药物的基础上,从生活方式和心理疏导层面改善便秘的症状。

健康 Tips

• **建立个体化饮食模式**: 首先是食物组成,在兼顾个人喜好和营养均衡的基础上提倡低脂、多纤维素饮食。

• **养成定时排便的习惯**: 老年人最好养成每日排便一次的习惯,可选择晨起或餐后 2 小时内排便(不管有没有便意),

以建立和维持排便的条件反射。

- **避免排便过度用力**： 老年人基础疾病较多，特别是心肺功能差的老年人，长时间用力排便易导致急症发生（如急性左心衰、心肌梗死、卒中等）。

- **进行适度体育锻炼**： 坚持一定量户外活动和体育锻炼，如慢跑、散步等，不仅可以增加食欲、促进肠蠕动，还可使腹壁肌肉、膈肌、盆腔肌肉等排便相关肌群的肌力增加，有助于顺利排便。

- **保持良好心态**： 正确看待生理性胃肠功能减退导致的便秘，积极运用非药物及药物疗法协助排便。

- **切勿滥用泻药**： 使用泻药必须在医生指导下进行。滥用药物会造成依赖性而加剧病情。

- **定期复查肠镜**： 一般情况下，每 3～5 年需进行一次肠镜检查，如果近期出现大便性状变化、黑便、血便以及不明原因贫血等，应及时复查。

（陈海涛）

六、 神经问题

认知功能障碍

1. 什么是认知功能障碍

　　认知是大脑接收和处理外界信息,从而能动地认识世界的过程。认知功能涉及记忆、注意、语言、执行、推理、计算和定向力等多个区域。认知功能障碍(MCI)指上述区域中的一项或多项功能受损,它可以不同程度地影响患者的社会功能和生活质量,因此时症状尚较轻,不易被察觉。当进展为阿尔茨海默病(俗称老年性痴呆)时,患者在记忆、语言、计算等方面的功能出现了明显的下降,严重影响患者的日常生活。MCI 是认知功能处于正常与痴呆之间的一种过渡状态,有研究证明,年龄超过 65 岁的老年人群中,MCI 的患病率为 $10\% \sim 20\%$。超过半数的 MCI 患者在 5 年内进展为阿尔茨海默病,只有少部分 MCI 患者认知功能可保持稳定甚至恢复正常。因此,早期识别 MCI,并对其进行适当干预,对延缓阿尔茨海默病的发生、发展至关重要。

2. 老年认知功能障碍的早期表现有哪些

　　(1) **记忆力减退,尤其是近期记忆下降明显:**如和邻居交谈后不但记不起人家的姓名,连交谈过这个事实可能也忘了。

（2）**不能完成日常熟悉的家务**：如忘记了家用电器的使用方法、做饭菜的步骤等。

（3）**语言表达出现障碍**：如找词困难，话到嘴边却不知道如何表达，说不出日常用品的名字，如手表、圆珠笔、冰箱等。

（4）**弄不清时间和地点**：如忘记今天是星期几，记不起具体的年、月、日，在熟悉的地方也会迷路等。

（5）**判断能力变差**：如变得迟钝，跟不上他人交谈的思路，或者买很多不必要的东西，甚至会横冲直撞地过马路。

（6）**理解力或合理安排事情的能力下降**：如经常算错帐、付错钱。

（7）**将物品放在不恰当的地方**：如将熨斗放进洗衣机、水果放在衣柜里等。

（8）**情绪极不稳定**：情绪可能会毫无理由地快速涨落，或者变得比以前淡漠、麻木。

（9）**性格改变**：可变得多疑、淡漠、易怒、焦虑或抑郁等，和年轻时相比像变了一个人。

（10）**兴趣丧失**：终日消磨时光、昏昏欲睡，或对以前的爱好也兴趣索然，有些患者会在电视机前呆坐好几个小时却不关注电视节目。

3. 记忆力差就是认知功能障碍或阿尔茨海默病吗

随着年龄的增长，身体各个器官的功能逐渐下降，当然也包括我们的大脑，所以老年人记忆力下降是一种自然现象，也可以称之为老年生理性健忘，这样的老年人虽然出现记忆力下降，但是对时间、空间以及周围环境的认知没有改变，并且会自我认识到记忆力下降这件事情，有时会为了防止忘记某些事情而专门用本子记录，或者通过强化训练、推理等办法改善记忆力下降。虽然记性不好，并不等同于认知障碍或阿尔茨海默病。但记忆力减退，尤其是近事遗忘是阿尔茨海默病的早期表现。记忆力及其他认知功能障碍常常是在悄悄地发生，让人不易觉察。如何判断记忆力减退是正常老化还是病理性改变，这里还是建议大家把这一问题留给专业的医师，及时到医院就诊、咨询。

4. 发现自己可能有认知功能障碍应该怎么办

如果老年人出现明显的记忆力下降、性格改变或是原有的生活习惯改变等情况，请尽早到正规医院的神经内科、记忆门诊、精神科及老年科等检查并治疗。

很多时候，老年人不能察觉到自身的异常，往往都是家人首先发现的，所以对老年人的关心不止体现在吃饭、穿衣上，更应关心老年人的心理及行为变化。

当发现异常后，不要以"人老了记性不好是正常的""老年性痴呆并不是什么致命性疾病"等理由拒绝就诊，因为阿尔茨海默病越到后期危害越大，不仅患者自己的健康受损、生活质量下降，家人还要花费大量的精力和财力来护理患者。长期护理阿尔茨海默病患者的家属也会有相当比例者出现抑郁、焦虑，给社会造成沉重的负担。因此，发现老年人有行为、心理等异常时要及时就诊，早诊断、早治疗才能早获益。

5. 认知功能障碍的治疗方法有哪些

（1）早期发现很关键，在发现早期可使用改善认知障碍症状或延缓病情发展的药物，目前的一线治疗药物是乙酰胆碱酯酶抑制剂和谷氨酸受体拮抗剂,如盐酸多奈哌齐、酒石酸卡巴拉汀、盐酸美金刚等。

(2)对于有精神行为障碍的患者,首先要寻找导致精神障碍的病因,使用非药物治疗,对于抑郁、焦虑表现明显的患者可以使用抗抑郁药物,这些药物需在医生指导下遵医嘱服用。

(3)控制老年性痴呆的危险因素,包括高血压病、高脂血症、糖尿病、脑供血不足及不良的营养状态等。在血压、血糖等控制良好的基础上,可以使用促进脑血液循环的药物,如三七制剂、银杏制剂等。

(4)非药物治疗包括行为治疗、艺术治疗、音乐治疗、认知-行为治疗及人际关系疗法等,可在专业人员指导下进行训练,同时配合药物治疗。

(5)正确的护理很重要。正确的照料和护理可以减轻患者的痛苦,提高他们的生活质量,延长在家护理时间,减少不必要的抗精神病药物。

健康 Tips

家里如果有认知功能障碍或阿尔茨海默病的患者时,首先请理解老人,同时要让周围朋友知道认知功能障碍不是"神经错乱",患者并不是故意在和大家作对,他只是"生病"了,并安慰他、帮助他,通过家人、朋友的帮助,可以减缓病情的发展。这类患者在家庭照护中要注意以下几点:

● 尽量不让患者单独外出,身上要带写有姓名、住址、联系人电话的卡片,防止患者在外走失。

● 创造安全的家庭环境,经常检查家中的危险品、电器、淋浴设施等,不要让患者接触燃气、利器、药品、杀虫剂等,以防意外发生。

- 为了避免患者出现昼夜颠倒，应尽量减少其白天的睡眠时间，鼓励其多进行一些体力活动。饮食上以低盐、低脂、易消化的食物为主，应定时进餐、饮水，鼓励患者与他人共同进餐。热汤、饭等应待温度合适时再让患者进食，防止烫伤、呛咳等。多进食蔬菜、水果，防止便秘。

- 在家里进行简单认知功能训练，可以把挂历、时钟放在显眼的位置以加强患者的时间感，将不同房间贴上鲜明的标志，以强化患者识别方向、事物的能力。鼓励患者多参加社交活动，和患者一起看老照片，回忆以前的事情，利用各种小工具帮助患者训练认知能力、防止记忆退化加速。

（高从容）

短暂性脑缺血发作

1. 短暂性脑缺血发作的原因是什么

短暂性脑缺血发作（TIA）是由于脑动脉狭窄、闭塞或血流动力异常而引起的短暂性、局限性脑功能缺失或视网膜功能障碍。该病发生突然，与脑梗死不同的是，这种缺血症状是暂时的、可逆的，症状一般持续 5～15 分钟，多在 1 小时内缓解，最长不超过 24 小时，但可反复发作。

2. 短暂性脑缺血发作时会有哪些表现

由于大脑血液的供应主要受颈内动脉系统和椎-基底动脉系统支配，因此 TIA 发作时可分为颈内动脉系统缺血导致的症状和椎-基底动脉系统缺血导致的症状两类。当颈内动脉系统出现缺血时可出现肢体的单瘫、轻偏瘫、面瘫，可伴有偏身感觉障碍、一过性语言障碍、单眼黑蒙等。如果椎-基底动脉系统出现缺血时，常见表现有眩晕、恶心、呕吐、平衡障碍、眼球运动异常和复视等。以上症状发作时极易引起老年患者跌倒，导致骨折等意外情况的发生。

3. 短暂性脑缺血发作结束或好转后是否需要就诊

短暂性脑缺血发作被人们俗称为"小中风",因为多数患者症状会在 24 小时内完全消失。尽管是"小中风",头晕、眼前发黑等症状是一过性的,该疾病却是卒中的严重预警,约 1/3 的"小中风"患者短期内会发展成完全性卒中,即脑梗死。因此,在防治脑梗死中,早期诊断和及时治疗短暂性脑缺血发作是关键环节之一。"短暂"并不等于"没事",若有一过性的偏瘫、失语、眩晕等症状发生时,建议及时至正规医院就诊,完善头颅 CT、颈部血管超声、弥散加权核磁共振(简称 DWI)等检查。

4. 短暂性脑缺血发作的危险因素有哪些

我们把短暂性脑缺血发作的危险因素分为两类,分别是可干预的危险因素和不可干预的危险因素。其中可干预的危险因素包括高血压、吸烟、心脏病(如冠心病、心律失常、充血性心力衰竭、心脏瓣膜病)、酗酒、血脂异常、糖尿病、高尿酸血症、体力活动过少以及女性接受雌激素替代治疗等。不可干预的危险因素包括年龄、种族、性别、家族史等。由于不可干预的危险因素不可控制,因此,医学上的干预治疗主要是控制可干预的危险因素,有高血压、糖尿病、高脂血症等慢性疾病的老年患者,应按医嘱服药,定时监测血压、血糖等指标,使之保持在理想范围内。

5. 短暂性脑缺血发作的治疗药物有哪些

短暂性脑缺血发作的治疗首先是查明病因,针对病因进行治疗。可以进行抗血小板聚集治疗，主要是阿司匹林；一些改善脑部供血、活血化瘀的中成药，如川芎、丹参、红花等也可以改善微循环，降低血黏度，对治疗短暂性脑缺血发作有一定的作用。如果完善相关检查后，明确了是颅外某一节段的血管病导致的缺血发作，可通过外科手术把这部分狭窄的病变解除，主要方法有血管内膜的剥脱手术、架桥手术、放置支架等。

健康 Tips

短暂性脑缺血发作被认为是脑梗死的前兆，因此我们要给予足够的重视，在平时的生活当中应注意以下几点：

● 基础疾病的控制，应控制好血压、血糖、血脂情况，控制心律失常、稳定心脏功能。

● 适当参加体育活动，促进血液循环，防止颈部过度活动。平时改变姿势时动作要缓慢，防止直立性低血压。

● 保持大便通畅，避免用力排便导致腹压增大从而引起血压升高，平时以低盐、低脂饮食为主，多进食新鲜的水果、蔬菜。若反复出现进食后呛咳，应及时就诊，必要时留置胃管或胃造瘘，避免吸入性肺炎的发生。

● 家属、朋友等应多关心患者，患者本人也应保持愉快的心情，平静地面对生活，积极配合治疗，乐观向上。

（高从容）

七、骨骼健康

骨质疏松

1. 哪些人更容易患骨质疏松症

骨质疏松症是多种原因引起的一组骨病,骨组织有正常的钙化,钙盐与基质呈正常比例,以单位体积内骨组织量减少为特点的代谢性骨病。骨质疏松症可发生在不同性别和任何年龄,但多见于以下情况:

(1)绝经后妇女,由绝经后雌激素水平急骤下降引起。

(2)中老年人钙调节激素的分泌失调致使骨代谢紊乱。

(3)户外运动减少是易患骨质疏松症的重要原因。

(4)吸烟、过度饮酒、饮用咖啡和碳酸饮料。

(5)长期服用影响骨代谢的药物(如糖皮质激素、利尿剂)、乳腺癌内分泌治疗药物等。

2. 骨质疏松症常见表现有哪些

(1)疼痛。以腰背痛多见,仰卧或坐位时疼痛减轻,直立、久立、久坐时疼痛加剧,日间疼痛轻,夜间加重,弯腰、肌肉运动、咳嗽、大便用力时加重。

(2)身高缩短、驼背,多在疼痛后出现。

（3）骨折。这是退行性骨质疏松症最常见和最严重的并发症。

（4）呼吸功能下降。胸、腰椎压缩性骨折，脊椎后弯，胸廓畸形，可使肺活量和最大换气量显著减少，患者往往可出现胸闷、气短、呼吸困难等症状。

3. 老年人如何防治骨质疏松

（1）多参加体育运动：要掌握好运动量，运动的时间应该选择在光线充足的时段，运动的场地应以熟悉的环境为宜。

（2）注意合理营养：老年人每天钙的摄入量应不少于800毫克，因此要注意富钙食品的摄入，如牛奶、鸡蛋，其他还有绿色蔬菜、豆类及豆制品、鱼虾、海产植物、贝类等。同时也要摄入足够的维生素D，富含维生素D的食品有禽类、蛋类、动物肝脏等。

（3）药物治疗：包括钙剂、活性维生素D、降钙素、二膦酸盐、雌激素以及异黄酮。

（4）防止跌倒：平时注意穿防滑鞋、不赤脚走路，地面有水渍时要及时擦拭；醒后不立即起床，防止体位性低血压；跌倒者应有家属陪护，协助生活护理。

（5）培养良好习惯：禁止吸烟，少量饮酒。吸烟能增加血液酸度使骨质溶解；饮酒过多、过频可导致溶骨的内分泌激素增加，使钙质从尿液中丢失。

健康 Tips

• 老年人若出现骨痛应及时就医，许多疾病（如内分泌疾病、骨髓瘤、白血病等）都可引起骨质疏松。有些药物能促进骨质溶解，如强的松、肝素类，要慎用。

- 补充雌激素时应定期复查子宫、乳房健康情况等。
- 病情严重者不可单用钙剂，应配合其他药物治疗。
- 骨骼一旦废用，就很容易发生骨质疏松，适当的负重运动可以增强骨质，老年人尽可能多动少坐。

（高从容）

八、 护理难题

压疮护理

1. 压疮是什么

2016 年 4 月,美国压疮咨询委员会(NPUAP)对压疮的定义进行了更新,将"压疮"这一术语改为"压力性损伤",指出其是发生在皮肤和/或潜在皮下组织的局限性损伤,通常发生于骨隆突处、医疗或其他器械下的皮肤和/或软组织的局部损伤。可表现为完整皮肤或开放性溃疡,可能会伴疼痛感。损伤是由于强烈和/或长期存在的压力或压力联合剪切力导致。软组织对压力和剪切力的耐受性可能会受到微环境、营养、灌注、并发症以及软组织情况的影响。

老年人由于皮下组织萎缩,不仅皮肤的弹性降低,细胞再生的速度也降低了,对外部环境的感受反应迟钝,加之老年人身体虚弱,当出现大小便失禁、瘫痪等症状时,便加重了形成压疮的风险,一旦发生压疮,会增加患者痛苦。而通过有效的预防措施对老年患者进行皮肤护理,能够帮助达到减少并发症、减轻痛苦、提高生存质量的目的。

2. 压疮好发的部位有哪些

不同的卧位姿势,压疮的好发部位有所不同,如图所示。

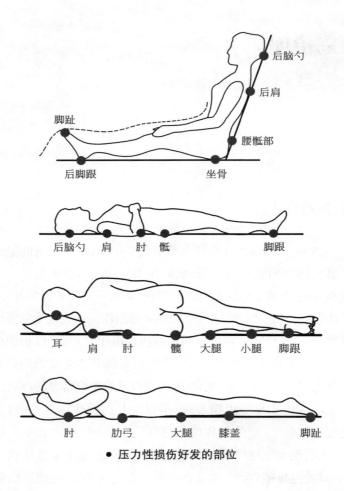

后脑勺
后肩
脚趾
腰骶部
后脚跟　　　　　坐骨

后脑勺　肩　肘　骶　　　　　脚跟

耳　　肩　肘　　　髋　大腿　小腿　脚跟

肘　　肋弓　　大腿　膝盖　　　脚趾

● 压力性损伤好发的部位

3. 压疮是如何分期的

　　最新美国压疮咨询委员会(NPUAP)指南将压力性损伤分为1～4期、不可分期和深部组织损伤两个阶段。若护理不当,压疮将按照最初皮肤颜色的改变,到皮肤出现发红,到皮肤有水泡、破皮,甚至筋膜、肌肉层或骨头的暴露这个过程迅速发展演变。

由于压疮治疗周期长,有的甚至长达 1 年,愈合后的瘢痕处更易复发,在日常的康复治疗与护理中也应该倍加重视。一旦发生压疮,均需要到医院接受专业的治疗和护理,否则不仅给患者带来痛苦,加重病情,延长恢复时间,严重时甚至可因继发感染引起败血症而危及患者生命。

4. 卧床老年人的皮肤护理有哪些注意事项

（1）只要有可能,不要将患者翻转至压到先前受压后仍发红的身体部位的体位。因为皮肤发红表示机体没有从先前的受压状态中恢复,需要暂缓休息才能再次接受反复受压。

（2）预防压疮不要按摩。按摩无助于防止压疮,因软组织受压变红是正常的保护性反应,解除压力后一般 30～40 分钟后褪色,不会形成压疮,无须按摩。

（3）不要剧烈摩擦皮肤,以免增加压疮形成的危险因素。当患者感到疼痛时,揉擦皮肤可能引起轻度组织损伤或加重炎症反应,尤其是老年人,皮肤更为脆弱。

（4）使用护肤品能让干燥的皮肤保持湿润,减少皮肤损伤的危险。因为干燥的皮肤是压疮发生的一个重要而客观的危险因素。

（5）使用有隔离功能的产品来保护皮肤,防止皮肤暴露在过度潮湿的环境中（如大小便失禁、出汗、呕吐等情况）,以减低压疮发生的危险。潮湿的环境会改变皮肤角质层的受力特性,同时也会影响温度的改变。

如何正确预防压疮发生

避免潮湿、摩擦的刺激

● 保持皮肤清洁干净,出汗者及时擦干皮肤、更换衣裤和床单;渗出液多者需及时更换敷料;大小便失禁者及时用温水擦洗局部,并可在皮肤局部涂凡士林软膏以保护皮肤免受刺激。对瘫痪的肢体部位禁用刺激性强的清洁剂。

● 保持床单、被褥清洁、干燥、平整。定期扫床,更换床单、枕套及污湿的被单。

● 不可让患者直接卧于橡胶单或塑料布上,不使用陶瓷材质的便器,并注意正确的使用方法,避免皮肤直接接触便器。

减轻局部压力

● 间歇性解除压力是有效预防压疮的关键。有研究者提出,与侧卧位相比,将患者侧倾30度并用枕头支撑其后背的这种体位,可以使患者始终避开自身骨突部位,能较好地分散压力,因此降低了发生压疮的风险,几乎所有的实验研究都支持这种方法,并表明30度倾斜体位有利于某些身体部位的压力分散和血液流动,现在已作为一种有效的预防压疮的方法被广泛使用。

● 一般每2小时翻身1次,平卧位抬高床头时不应超过30度。对长期卧床的老年人要合理摆放体位,在安置体位时要加强对骨突部位的保护,也是预防压疮的重要环节。帮助卧床老年人翻身时要避免拖、拉、推等动作,以防擦伤皮肤。

- 半卧位姿势防下滑,注意半卧位姿势的稳定,减少剪切力。

- 由于压力是造成压疮最主要的原因,护理人员除协助患者翻身、变换体位外,还要合理使用各种防压用具。交替性压力气垫的效果更好。轮椅垫及坐垫在减轻压力方面以气垫为最好,其次是水垫、凝胶垫,泡沫塑料垫最差。在温度方面,以凝胶垫为最低,其次为水垫,气垫相对较高。

- 对于使用医疗器械(如吸氧管、胃管、造瘘管等)的老年人,要注意预防压疮的发生。应选择合适的器械,避免压力过大,经常调换器械位置,必要时可选择预防性敷料。

增加营养

加强营养补充可明显减少压疮发生的危险。对压疮患者来说,每日推荐总能量摄入为 20～30 千卡/千克,蛋白质每日补充量 1.0～1.5 克/千克,占总能量的 10%～15%。推荐优质蛋白在蛋白摄入总量中的占比要大于 50%,脂肪摄入占摄入总能量的 20%～25%,糖类补充需占总摄入能量的 50%～65%。若患者患有糖尿病,可适当调整糖类摄入,减少含蔗糖、葡萄糖等易升高血糖的食物的摄入,增加长代谢或升糖慢的食物,或者选择适宜糖尿病患者的营养补充制剂。高维生素饮食可以促进压疮伤口的愈合,脂肪酸(尤其是多不饱和脂肪酸)对细胞的形成非常关键,有利于伤口修复。

(肖 瑛)

老年鼻饲护理

1. 为什么需要家庭肠内营养

　　根据 2019 年《欧洲肠外肠内营养学会（ESPEN）家庭肠内营养指南》标准，家庭肠内营养主要适用于因神经系统疾病引起的吞咽障碍、恶性肿瘤阻塞、癌症恶液质、慢性阻塞性肺疾病（COPD）、心脏疾病、慢性感染、由消化道疾病引起的消化或吸收不良的人群，高龄无牙或者咀嚼和吞咽功能明显减退的老年人也可适用。适用人群需要通过肠内营养来保证营养与能量的供给，肠内营养可口服补充或管饲给予。

2. 鼻饲护理的注意事项有哪些

　　（1）调节合适的体位再开始鼻饲：鼻饲前应将床头摇高 30～45 度，让患者呈坡卧位，没有条件的可使用靠垫、枕头之类的辅助物垫高患者上半身，避免鼻饲时营养液反流引起患者呕吐、呛咳、误吸、窒息等情况。

　　（2）鼻饲营养液的准备工作：在鼻饲时，需保持营养液的温度维持在 38～40 ℃，家里若无条件测量温度，可以将营养液滴在手腕内侧试温，感觉不凉不烫即可。

（3）鼻饲饮食中需注意：①家庭鼻饲时，注入鼻饲营养液前需用 20 毫升左右的温开水进行冲管；②两次鼻饲之间通常需间隔 2 小时以上，每次鼻饲的营养液量以 200～400 毫升为宜，一边鼻饲一边观察患者面色有无变化，有无呛咳的表现；③特殊情况需特殊对待，若患者平时饭量很小，刚开始鼻饲时应每次给予 50～100 毫升营养液，避免引起腹胀等消化不良症状，待患者适应后，可以适当增加鼻饲量；④鼻饲速度不宜过快，避免胃部突然扩张引起不适，一般以 5～10 分钟鼻饲 50 毫升为宜；⑤鼻饲结束后用 20 毫升左右温开水冲管，避免鼻饲营养液沉积在食管壁。

（4）鼻饲后需做到：①鼻饲结束后的 30～60 分钟内，需要保持斜坡卧位，避免鼻饲营养液反流引起老年人呕吐、呛咳、误吸、窒息等；②将鼻饲管妥善固定，鼻饲后关闭管头或将其反折，用清洁纱布包裹好，用橡皮筋固定妥当后用别针固定于老年人衣领或枕套上，在老年人翻身、起床时需要注意鼻饲管不受牵拉，避免其脱出。

3. 如何选择合适的鼻饲饮食

鼻饲饮食要是精细、温度适宜、无渣、营养全面、比例合适的液体状食物，具体要求有如下几点。

（1）在营养总能量的摄取和分配上，根据《老年医学科临床营养管理指导意见》推荐，能量目标量 20～30 千卡/千克/天，在疾病的急性期可适当减少，康复期适当增加。如果是长期卧床的老年患者，因为个体活动量低，摄入的能量总量在标准值的下限即可，一般为 1 400～1 600 毫升/天，分 5～6 次进行。

（2）对长期营养不良的老年人，营养给予应遵循"先少后多、先慢后快、逐步过渡"的原则，预防再喂养综合征。

（3）补充蛋白质时需注意植物蛋白和动物蛋白相搭配，对维生素和无机盐也应给予适当的摄入；具体来说，每天可以摄入不超过 1 个拳头大小的肉类（鱼、禽、蛋、瘦肉），大概 2 个拳头大小的谷物类（包括各种适合的主食，如米面粗粮、杂豆类、薯类等），每日还需要 2 个拳头大小的豆类或豆制品、奶制品，不少于 5 个拳头大小的蔬菜和水果，每天食用油的摄入量不宜超过 25 克，食盐不超过 6 克。

4. 制作匀浆膳食需要注意什么

匀浆膳食是天然食物经食物捣碎机（如豆浆机、粉碎机等）捣碎并搅拌而成。匀浆膳食所含各种营养成分均由天然食物提供，与正常的膳食相似，是一种能量充足、比例恰当、营养成分较齐全的平衡膳食，且在体外被粉碎，易被消化和吸收，适用于胃肠功能正常，仅咀嚼、吞咽功能障碍的患者。

可用于鼻饲的食物有牛奶、豆浆、熟鸡蛋、藕粉、米粉、豆粉、浓米汤、肉汤、鸡汤、奶粉、西红柿汁、新鲜果汁、菜汁、米饭、粥、面条、馒头、鱼、虾、鸡肉、瘦猪肉、猪肝、蔬菜、蔗糖、植物油、盐等。

匀浆膳食最好现配现用，食物温度保持在 40 ℃，以防引起腹泻；如果患者需要增加或限制某种营养素时，可临时增减调配鼻饲匀浆膳食的成分。

5. 如何挑选营养制剂

根据不同的疾病状态、医生建议及身体功能状态挑选适宜的营养制剂。

（1）标准整蛋白配方（比如肠内营养乳剂、粉剂及混悬液等）

适合胃肠道耐受，且没有严重代谢异常的老年患者。

（2）氨基酸和短肽类的肠内营养制剂适合消化吸收功能有障碍的老年患者。

（3）对有液体入量限制的老年患者来说，具有高能量密度的整蛋白配方比较适用，摄入量少，能量高。

（4）对一些有特殊疾病的患者可选择专用的医学营养配方制剂，如糖尿病患者可选择糖尿病专用配方，肝胆疾病患者宜选用含中链甘油三酯（MCT）的营养配方，慢性肾病患者可选择优质蛋白配方，有显著吸收不良、严重胰腺外分泌不足或高脂血症的患者适宜选用极低脂肪型制剂等。

（5）富含混合膳食纤维的配方制剂尤其适合老年患者，有利于改善老年人肠道功能。

健康 Tips

● 硅胶胃管的置入时间为 30 天左右，可适当延长，最长不超过 45 天，更换胃管应去医院，或请专业护士上门更换，不可在家私自更换。

● 鼻饲营养液不要和果汁等酸性液体混合，避免蛋白质变性造成消化不良。注入果汁等酸性液体时，应和营养液间隔 2～4 小时。

● 自制匀浆膳食以及药物时应尽量磨碎，可以使用榨汁机、研磨机等。若颗粒仍比较大，可过滤一遍，避免造成堵管，需要重新置管，增加患者痛苦。

● 当患者躁动时，必要时可使用约束手套，避免患者自行拔除胃管以及发生脱管的危险。

● 需要长期鼻饲的老年人应每日清洁口腔，可用棉球或纱布擦拭牙齿表面、两侧颊部、舌面、上腭,将痰液和分泌物清理干净,以免引起口腔炎症。

● 长期鼻饲可导致鼻咽部不适、口干、声音嘶哑,要补充足够的水分,保持口腔鼻咽黏膜湿润。

（涂芊茜）